TOUT SAVOIR SUR LES ÉTUDES DE MÉDECINE

Éditions Eyrolles
61, bd Saint-Germain
75240 Paris Cedex 05
www.editions-eyrolles.com

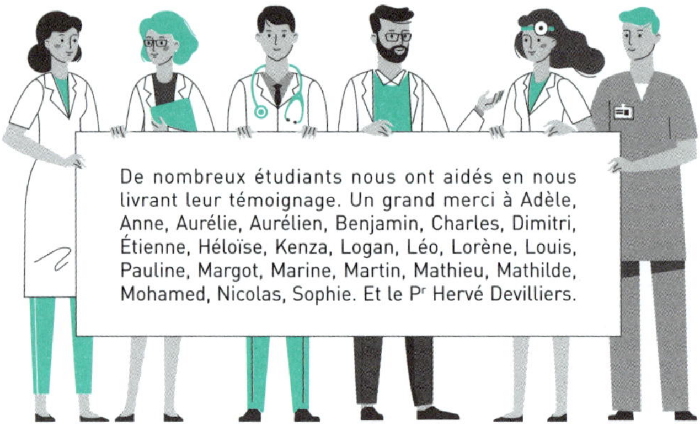

Création de maquette et composition : Hung Ho Thanh
Correction/relecture : Coline Rouge
Illustrations : Shutterstock

ISBN : 978-2-212-57418-0

TOUT SAVOIR SUR LES ÉTUDES DE MÉDECINE

Marine Lorphelin, Aviscène
et d'autres étudiants
racontent leur parcours
et vous donnent des conseils pour réussir

Avec la collaboration du Dr Nicolas Evrard

Éditions
EYROLLES

REMERCIEMENTS

Je tenais avant tout à remercier Nicolas Evrard pour sa confiance. Il est venu me chercher, me motiver pour faire un ouvrage autour de la médecine et sans son énergie, il ne serait pas entre vos mains aujourd'hui. Merci aussi à Aviscène, qui a accepté instantanément ce défi de se joindre à nous pour un ouvrage unique et qui a ajouté sa petite « *touch* » d'humour tout en s'investissant sans relâche.

Je voulais aussi remercier mes proches, amis et famille qui m'ont encouragée dans ce travail et qui ont aussi souhaité y participer en partageant leur vécu et leurs expériences. Vous êtes toujours là pour m'encourager, sans jamais me juger. Alors un grand merci !

Merci aussi à vous, les étudiants qui feront vivre notre travail. J'espère que ce guide répondra à vos questions et vous apportera de la force pour aller au bout de ce parcours du combat qu'est la médecine. Vous êtes un exemple de détermination pour beaucoup d'autres !

Pour finir, merci à Eyrolles, notre éditeur, de nous avoir fait confiance dans ce défi ! Vous vous êtes lancés dans cette aventure avec une grande foi en nous et en notre ouvrage, ce qui m'a beaucoup touchée.

Marine Lorphelin

Je remercie ma mère, mon père, ma sœur Amèle et mon meilleur ami Ilyes qui ont toujours été là, qui m'ont toujours apporté un soutien incroyable. Sans eux, ces dernières années auraient été terriblement longues.

Merci à Marine d'avoir pensé à moi pour ce projet, ce fut une belle expérience et après ces longs mois de travail, je peux dire qu'une vraie amitié est née.

Merci aussi à Nicolas qui a coordonné le projet et qui a eu la patience de gérer deux jeunes adolescents souvent très dissipés.

Walid Mekeddem, pseudonyme : Aviscène

TABLE DES MATIÈRES

AVANT-PROPOS

Tu désires entreprendre des études de médecine ? Ou peut-être les as-tu déjà débutées sans exactement savoir ce qui t'attend dans les années à venir ? Alors ce livre est pour toi ! Médecine fait partie des cursus universitaires renommés, attirant pas mal de lycéens. Et tout le monde connaît quelqu'un qui a voulu ou qui s'est lancé dans cette voie. Cependant malgré la popularité de ce parcours, nous avons constaté que peu de personnes savent de quelle manière il se déroule réellement.

Est-ce vrai que l'entrée en 2e année de médecine est moins difficile qu'auparavant ? Est-ce aussi vrai qu'il est possible de profiter de passerelles via d'autres licences ? Qui sait exactement combien de temps d'études il faut pour devenir médecin généraliste ou chirurgien cardiaque ? Qui connaît le rôle des internes que l'on croise dans les hôpitaux ? À partir de quand commence-t-on à gagner vraiment sa vie ?

Personne de notre entourage n'ayant fait médecine, nous avons nous-mêmes trouvé des réponses à ces questions tout au long de notre formation, avec de bonnes et de moins bonnes surprises. Et aujourd'hui, nous partageons avec vous notre quotidien à l'hôpital sur nos réseaux sociaux, et vous êtes nombreux à nous interroger sur nos études. De là est née l'idée du livre. Un ouvrage que l'on aurait aimé feuilleter avant de nous lancer dans les études de médecine. Pour mieux les appréhender, mais aussi être mieux guidés et accompagnés. Aussi, nous avons décidé de réaliser ce livre avec le concours de Nicolas Evrard, médecin et journaliste qui nous a aidés à le construire et le rédiger.

TENIR COMPTE DES DERNIÈRES RÉFORMES

Récemment, de nombreuses réformes ont été mises place tant pour le baccalauréat, que pour les études de médecine, certaines n'étant pas totalement finalisées. Nous avons tenu compte de ces changements pour rédiger ce guide allant de la 1re année à la fin de l'internat !

Chaque chapitre se concentre sur les périodes cruciales de ce cursus universitaire, avec nos conseils, les témoignages de nombreux étudiants ainsi que les nôtres ! Nous partageons nos moments de stress ou de galère, mais aussi de satisfaction. Ce livre pratique et didactique s'attarde d'abord et surtout sur la 1re année qui est capitale, en détaillant l'ambiance à la fac, les méthodes de travail, les bonnes habitudes à prendre, le rôle du tutorat, etc. D'autres chapitres racontent les années suivantes, avec l'externat puis la vie d'interne. Tu n'es pas obligé de le lire de la première à la dernière page comme un roman de Jules Verne. Tu peux t'en servir comme un guide, allant de chapitre en chapitre en fonction de tes interrogations.

Cet ouvrage ne s'adresse pas uniquement aux jeunes désireux de faire médecine ou aux carabins. Il peut être utile aux parents qui souhaiteraient mieux comprendre ce cursus, ou servir de support à des enseignants pour répondre à certaines questions de leurs élèves sur ce qui peut les attendre après le bac.

Nous te souhaitons une agréable lecture, et beaucoup de réussite dans ce que tu entreprendras que ce soit en médecine ou non, en concluant par cette citation* : « Il n'y a pas de réussite facile ni d'échecs définitifs. »

***QCM :** Cette citation est de :

☐ A. Marcel Proust
☐ B. Aviscène
☐ C. Marine Lorphelin
☐ D. La réponse D

Marine et Aviscène

Dans ce livre, nous partageons notre vécu, nos expériences et celles d'autres étudiants en médecine et dans d'autres disciplines de santé. Nous te donnons aussi des informations générales encadrant ces études. En raison des récentes et nombreuses réformes concernant le baccalauréat, l'accès aux études de santé et son 2e cycle dont l'internat, et parce que l'organisation des études de médecine peut être différente d'une faculté à l'autre, nous te conseillons de prendre contact avec l'université dont tu dépends pour avoir des informations plus précises.

Chapitre 1

TE POSER LES BONNES QUESTIONS AVANT DE TE LANCER

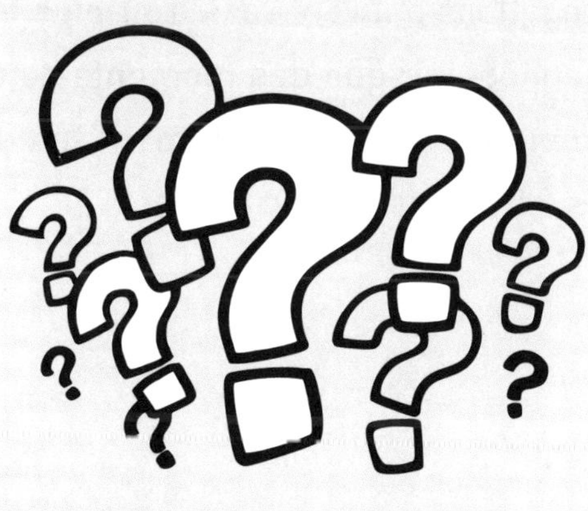

Lorsqu'on décide d'un projet ou qu'on l'imagine, très vite beaucoup d'interrogations viennent à l'esprit. Cela s'est certainement produit le jour où tu as choisi ou envisagé de faire médecine. Les questions se bousculent dans ta tête, et même si tu en as un peu parlé autour de toi, tu n'as pas forcément toutes les réponses. Car c'est avant tout un sujet qui se réfléchit et se décide entre toi et toi ! Tous les étudiants qui ont entrepris des études de médecine se sont posé ces questions. Sache même que ces interrogations peuvent ressurgir plus tard en 3e ou 4e année, lorsque des moments de doute se manifestent : suis-je réellement fait pour ces études ? Serai-je un bon médecin ?

ES-TU FAIT POUR ÊTRE MÉDECIN ?

Avant de se lancer dans les études de médecine ou dans une autre filière santé, de nombreux lycéens s'interrogent. Si c'est ton cas, les questions pouvant traverser ton esprit sont souvent les mêmes : ai-je vraiment les qualités requises pour devenir médecin ? Qu'est-ce qui m'attire dans cette profession ? Me correspond-elle ? Vais-je réussir à surmonter les obstacles ? N'est-ce pas trop dur ou trop long pour moi ? Toutes ces questions sont normales, légitimes. Ne pas se les poser serait même plutôt anormal.

La médecine est une **« science humaine »**, et ces deux mots sont essentiels. Ce qui est certain, c'est qu'en médecine et dans tout autre métier de santé, tu es en lien direct avec des patients, des personnes en difficulté qui ont besoin de toi. Aussi faut-il au départ savoir si tu apprécies le contact et si tu t'intéresses un minimum aux autres et à leurs problèmes. Les meilleurs médecins sont évidemment de bons scientifiques, mais aussi des personnes dotées d'empathie. On entend beaucoup parler d'empathie au cours des formations des métiers de santé. L'empathie correspond à la faculté intuitive de se mettre à la place d'autrui (définition du *Larousse*).

Les patients viennent se confier, livrent leurs problèmes de santé, mais aussi sociaux, professionnels, familiaux... Ils racontent souvent une partie de leur vie. Il ne s'agit pas seulement de soigner des symptômes, il s'agit de prendre en charge un être humain dans toute sa complexité et ce n'est pas toujours évident ! Un bon médecin est à l'écoute de l'autre pour mieux le comprendre. Il doit s'adapter aux différents patients qu'il rencontre. Il doit parfois annoncer une mauvaise nouvelle en employant les mots justes, ce qui peut être difficile émotionnellement. La communication et la psychologie font partie intégrante du métier de médecin.

Le contact avec les patients est sans doute la partie la plus enrichissante du métier. Tu apprends beaucoup au contact des autres. Et la gratitude d'un patient fait tellement plaisir ! Un sourire, quelques mots et on est reboosté pour la journée. Cependant certaines branches d'exercice de la médecine sont moins proches du patient, telles que la biologie, l'anatomo-cytopathologie par exemple. Donc si tu n'es pas très à l'aise côté relationnel, tu peux toujours emprunter ces voies plus « techniques ».

Le témoignage de Marine

« Pourquoi j'ai choisi de faire médecine ? »

« Une vocation ? Pas forcément, bien qu'à l'âge de 4 ans, je disais à mes parents vouloir devenir chirurgienne ! Et je l'avoue, je suis une vraie fan de *Grey's Anatomy*. Mais je pense avoir réellement envisagé ce cursus après un court séjour à l'hôpital pendant lequel j'ai découvert le métier de médecin. J'avais alors 13 ans et j'étais très curieuse, posant plein de questions au pédiatre. Dans les livres aussi, comme les encyclopédies que j'aimais lire plus petite, j'adorais découvrir la belle machine du corps humain, cela m'a toujours fascinée.

Plus personnellement, la maladie a emporté plusieurs de mes grands-parents, assez jeunes, et au plus profond de moi, je crois que devenir médecin provient d'une volonté de repousser la mort, garder mes proches à mes côtés.

Enfin, mes parents ont joué un rôle important dans mon choix d'avenir. Ma mère m'a toujours poussée à viser haut. Et concrètement, on aura toujours besoin d'un médecin ! Alors, devenir soignant, c'est aussi s'assurer un métier nécessaire et un bon salaire. »

Autre aspect important à mentionner, lorsque l'on parle de contact humain, cela inclut le contact corporel, c'est-à-dire le toucher. Eh oui ! L'examen physique du patient est très souvent indispensable en médecine : palper le ventre, examiner les articulations, écouter le cœur, regarder au fond de la gorge, etc. Et évidemment, tu imagines bien que tu vas être amené à voir toutes sortes de patients : des propres, des sales, des poilus… on préfère te prévenir ! Sincèrement, il est important de te dire les choses comme elles sont : on est tous confrontés un jour à des situations qui rebutent ou mettent mal à l'aise, mais cela fait partie du métier. Du vomi, des pieds qui puent, des lésions de peau qui peuvent donner des haut-le-cœur… et bien sûr du sang. Là encore, on s'y habitue !

Côté soins, le médecin est en mesure d'effectuer aussi des gestes techniques qui soulagent rapidement les patients, comme faire une suture à un jeune qui s'est ouvert l'arcade, faire un strapping à un sportif pour une entorse, ou encore réaliser une ponction articulaire à une dame âgée présentant un épanchement dans le genou.

Du point de vue technique et scientifique, la médecine est un vaste domaine, dont on ne connaît pas tout. La **recherche scientifique** fait constamment évoluer les pratiques de ce métier, c'est aussi ce qui le rend passionnant. S'informer et se former incombe à tout médecin tout au long de sa carrière ! D'autant plus que l'on prévoit à l'avenir de nombreux progrès dans plein de domaines, comme l'imagerie médicale, la chirurgie grâce au perfectionnement des robots, le développement de l'intelligence artificielle. Donc si tu aimes chercher, essayer de comprendre, questionner, si tu es curieux et si tu n'aimes pas la routine, ce métier est fait pour toi !

Le témoignage d'Aviscène

« Depuis quand ai-je eu envie de faire médecine ? »

« À vrai dire je ne sais plus ! Je fais partie de ceux qui ont toujours voulu faire ça. Pourquoi ? Je ne sais pas vraiment non plus. J'ai subi une intervention chirurgicale étant petit, comme Marine peut-être que cette expérience m'a influencé. Mais j'avoue me souvenir à peine de cette intervention ! Il est vrai que pendant longtemps je voulais être chirurgien. Cela me fascinait de pouvoir explorer le corps de cette manière. Et puis, je trouvais que c'était une machine incroyable ! Du coup, je fais partie de ces chanceux qui au lycée n'ont pas eu à se poser trop de questions sur leur orientation, je suis allé instinctivement en médecine. Durant ces années d'études, j'ai découvert le vaste panel des différentes spécialités. J'ai pu aller en chirurgie plusieurs fois. Au final, je n'ai pas eu le coup de foudre pour cette discipline sur laquelle j'avais un peu fantasmé étant plus jeune. Je me suis découvert un intérêt particulier pour toutes les autres spécialités dites non chirurgicales. Et aujourd'hui, je suis très heureux et épanoui dans ce que je fais ! »

LES ÉTUDES DE MÉDECINE SONT-ELLES FAITES POUR TOI ?

Ces études nécessitent d'acquérir de très nombreuses connaissances dans des domaines différents. La médecine est une discipline mélangeant sciences techniques et sciences humaines.

➜ Les matières et disciplines étudiées

Tu ne peux pas te lancer dans des études de santé si tu n'apprécies pas les matières suivantes à travailler dès les premières années. Tu dois emmagasiner des savoirs scientifiques aussi divers que :

- **La biologie cellulaire :** elle s'intéresse au fonctionnement de nos cellules et des ensembles cellulaires. 10 puissance 12 (10^{12}) cellules forment notre corps !
- **La physiologie :** c'est la science du mécanisme. On y apprend pourquoi et comment fonctionnent les différents organes du corps humain, à la découverte de cette formidable machine, quasi parfaite. Par exemple, les mécanismes qui entraînent les contractions du cœur.
- **L'anatomie :** indispensable évidemment, elle permet de connaître la position précise et les liens entre les différentes parties du corps humain : os, muscles, organes, vaisseaux... Travailler les cours d'anatomie peut paraître rébarbatif et parfois impossible à retenir. Mais au bout du compte, c'est une matière de base essentielle, car bien connaître l'anatomie est utile dans énormément de situations cliniques auxquelles tu seras confronté plus tard dans ta pratique. En 2e année de médecine, tu passes même par l'étape de la dissection d'un corps (cadavre). Pas de panique cependant : tu es constamment entouré par des enseignants pendant ces séances de dissection, et ton caractère se forge avec le temps.
- **La sémiologie :** c'est l'étude des signes et symptômes. La base pour tout médecin : savoir interroger, examiner et comprendre les symptômes du patient. La plupart des étudiants adorent cette matière !
- **La chimie et la thérapeutique :** elles correspondent aux sciences des molécules et du médicament. Ces matières difficiles peuvent sembler obscures, mais elles sont essentielles pour un futur rôle de soignant.

- **Les biostatistiques :** elles sont utiles aux travaux de recherches scientifiques que tu peux mener en tant que médecin. Barbantes ou passionnantes, cela dépend des étudiants. Mais très utiles, c'est indéniable.

Il y a aussi un tas d'autres matières que tu étudies principalement les premières années afin d'acquérir des bases dans certains domaines : **l'histologie, les sciences humaines et sociales, la biophysique, la biologie moléculaire**. Par la suite, tu te rends compte de l'utilité d'avoir travaillé sur ces sciences dites fondamentales, qui te permettront de comprendre certaines subtilités.

Par la suite, pendant l'externat, tu étudies l'ensemble des disciplines médicales de manière plus pratique, c'est-à-dire : diagnostic clinique, paraclinique, traitements, etc. Tu ratisses ainsi le large champ des spécialités médicales : cardiologie, gynécologie, dermatologie, gastro-entérologie, infectiologie, etc. Ces enseignements sont délivrés dans des livres dont l'épaisseur est assez conséquente ! On en parlera plus en détail dans la partie du livre dédiée à l'externat.

Le champ des connaissances est si vaste qu'il est impossible de tout savoir et de tout connaître, ce qui peut être vécu comme une frustration pour certains : il faut l'accepter. Certains étudiants sont plus à l'aise avec la sémiologie, d'autres la thérapeutique. Mais tous sont des scientifiques devant maîtriser les bases que l'on apprend en faculté de médecine.

→ Être prêt pour un long parcours

Alors as-tu un mental de gagnant ? Pas forcément, mais tu vas te le forger, parole de forgeron !

La 1re année des études de santé via le PASS (voir page 34) est difficile, mais les années suivantes le sont tout autant. Le cursus universitaire diffère complètement du lycée, tu risques d'être un peu déboussolé (surtout au début), même les meilleurs élèves le sont. La quantité de travail importante demande des efforts et des sacrifices, et pour un bon nombre d'années.

Il n'est pas toujours facile d'avoir une vie sociale aussi riche que tu aimerais l'avoir à cet âge, en tout cas pas durant certaines périodes des études. Tu te lances dans un cursus long, voire très long : de 9 à 12 ans selon les spécialités. Alors oui, il faut aimer les études et savoir pourquoi on le fait ! Tu as intérêt à connaître tes motivations et bien les garder en tête pour tenir le rythme. Médecine n'est pas un 100 mètres, c'est un marathon.

Même si être étudiant a ses avantages : réductions au cinéma, pour les transports, un burger en plus gratuit au fast-food… il y a pas mal d'inconvénients ! Un exemple : ne pas gagner de véritable salaire jusqu'à tes 25 ans, ça te branche ? Certes tu gagnes convenablement ta vie plus tard en étant médecin, mais ce n'est pas non plus le loto. Tu vas commencer à gagner un salaire en 4e année : environ 100 € par mois. Non, ce n'est pas une blague. Puis, en tant qu'interne, entre 1 200 et 2 300 € par mois en fonction des gardes. Lorsque certains de tes amis ont les moyens de partir en vacances, de s'offrir de nouvelles choses, et que toi tu es en difficulté financièrement, ce n'est pas toujours évident à accepter.

Par ailleurs, il est important de parler aussi des conditions de travail et de l'ambiance à l'hôpital qui ont tendance à se dégrader, pesant souvent sur le moral des soignants. Beaucoup d'heures, moins de personnel, patients impatients, pression hiérarchique dans l'objectif d'une plus grande « rentabilité financière ». Aujourd'hui, les hôpitaux étouffent et la quantité de travail démesurée entraîne parfois des tensions aussi bien du côté des soignants que du côté des patients. Il arrive que ces derniers se montrent irrespectueux, voire violents.

S'engager dans ce métier suppose d'être fort moralement pour faire face à la détresse des patients, mais aussi pour surmonter la pression et les tensions de l'environnement hospitalier.

→ La peur du sang : un frein pour se lancer ?

Oui et non. Au départ, tu as le droit d'avoir une certaine appréhension, cela nous est tous déjà arrivé de nous sentir mal face à un patient qui saigne. Cependant tu peux apprendre à la surmonter lors de tes différents stages, notamment en chirurgie. Sache qu'il existe des stages de chirurgie où il y a peu de sang, par exemple en chirurgie orthopédique du membre supérieur ou en neurochirurgie. Par ailleurs, avec l'expérience, tu t'y habitues progressivement. Participer à des soins ou à une intervention chirurgicale augmente ta concentration et te fait presque oublier la vue du sang !

➜ Ton caractère trop sensible peut-il t'empêcher d'y arriver ?

Être sensible aux autres peut être une qualité dans une profession de santé, car tu as comme mission d'écouter les autres, de les comprendre et de les soigner. On appelle cela être empathique. Attention cependant à ne pas t'engager dans la « sympathie » qui diffère de l'empathie par le fait que tu vis avec le patient ce qu'il ressent. Il faut savoir prendre de la distance. Cependant durant tout le cursus universitaire (et même plus tard en étant médecin), tu fais face à des situations dramatiques, notamment la mort, ce qui risque de te toucher énormément. Et tous ces moments difficiles te rendent forcément un peu « plus fort ». Mais il faut être franc, qu'on le veuille ou non, certaines expériences marquent à jamais l'esprit de chaque soignant.

➜ Les sacrifices nécessaires pour faire médecine en valent-ils la peine ?

Difficile de donner une réponse universelle. Évidemment, lorsqu'on aime son métier, cela en vaut la peine ! Cependant, chacun a ses propres limites concernant les sacrifices acceptables. Ces études sont longues et difficiles, avec des conséquences sur notre vie, tout comme certaines autres formations plus ou moins longues.

→ Loisirs et amis : est-ce plus compliqué en médecine ?

Évidemment que tu peux avoir une vie sociale, mais certainement moins fun que dans d'autres cursus universitaires. Il est même souhaitable de planifier quelques moments pour te changer les idées. Si tu es sportif, pourquoi ne pas continuer ! De même, une sortie entre amis de temps à autre fait beaucoup de bien. Cependant si tu veux réussir ton cursus, il faut consacrer beaucoup de temps à ton travail et limiter les sorties.

→ Vie amoureuse : possible *or not* possible ?

Possible oui, heureusement, parfois avec quelques concessions. Si les études de médecine demandent des sacrifices, il n'y a rien d'exceptionnel à être avec quelqu'un durant cette période. Il faut juste trouver une personne compréhensive et savoir s'organiser. Tout est possible si tu es motivé et que tu te donnes les moyens pour que cela fonctionne. Et puis, peut-être trouveras-tu l'amour sur les bancs de la fac, qui sait ?

Chapitre 2

LES INFOS PRATIQUES

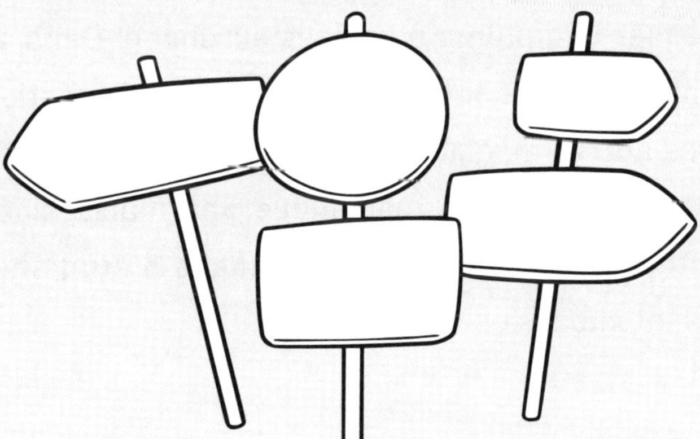

Envisager ou décider de faire médecine nécessite d'avoir en amont un minimum d'informations concrètes sur le déroulement de la 1re année. Savoir quel type de baccalauréat prépare le mieux, et s'intéresser éventuellement à d'autres voies d'accès comme la médecine militaire, ou pourquoi pas partir à l'étranger comme le font certains étudiants pour passer le diplôme d'un pays européen. Dans ce chapitre, nous abordons également la formation des autres disciplines accessibles par la filière de santé : dentaire, maïeutique, pharmacie, kinésithérapie, avec des témoignages d'étudiants ayant choisi ces voies.

LE BAC ET LES MATIÈRES LES PLUS ADAPTÉS

Même avec les récentes réformes du baccalauréat et de l'accès aux études de santé, certains fondamentaux demeurent incontournables pour se préparer au mieux aux études de médecine.

Car une chose est sûre, pour te lancer dans ce parcours, il est indispensable d'apprécier certaines matières comme les sciences en général, et les sciences de la vie en particulier. Mieux vaut avoir un esprit assez cartésien et une bonne capacité de travail, car durant tout le cursus universitaire, les connaissances à intégrer sont larges.

Si tu décides d'entrer de la façon la plus classique par le parcours PASS, on te conseille le baccalauréat général en privilégiant les matières scientifiques, c'est-à-dire en première, de choisir ces trois spécialités physique-chimie, sciences de la vie et de la terre, et mathématiques. Et en terminale, plutôt : physique-chimie, SVT, et même prendre mathématiques complémentaires, en enseignement optionnel. Certains lycées (ils sont rares) préparent à la 1re année de médecine. À côté des cours « classiques », un enseignement complémentaire spécifique est proposé aux élèves motivés.

Cependant, la réforme de l'entrée en médecine (ou dans une des filières de santé comme pharmacie, dentaire, ou maïeutique) permet d'ouvrir ces professions à d'autres profils d'étudiants moins « matheux ». Il est prévu de pouvoir rejoindre ces études de santé grâce à des passerelles en provenant de certaines licences et sous certaines conditions (parcours L.AS, voir page 36). L'accès par des baccalauréats technologiques est aussi en principe possible, comme ST2S, STAV, STL… même si cela risque d'être plus difficile pour ces étudiants. Dans tous les cas, le plus important est une question de travail et de résultats.

Pour en savoir plus

Le site Horizons 21 des ministères en charge de l'Éducation nationale et de l'enseignement supérieur donne des informations de manière interactive sur les différentes voies professionnelles en fonction des baccalauréats et des matières étudiées.

DANS QUELLE FAC S'INSCRIRE ?

En principe tu n'as pas le choix, car tu dois t'inscrire dans l'université de la région où tu habites. Pourtant il arrive que certains étudiants contournent cette règle. Ainsi, quand le concours de la PACES existait encore, certains parvenaient à s'inscrire dans des facultés de médecine de leur choix, en privilégiant les facultés où le taux de réussite par rapport au taux d'inscrits était le plus haut.

Même avec la réforme, on peut imaginer que ce genre de pratique se poursuit. Dans chaque université, le nombre d'étudiants en médecine acceptés en 2e année dépend en partie de l'Agence régionale de santé (ARS). Il est probable que certaines facultés soient mieux « placées » que d'autres, c'est-à-dire avec un pourcentage d'étudiants acceptés en 2e année/étudiants inscrits plus favorable que d'autres. Sur Internet, tu peux trouver ces informations. Mais attention, l'inscription nécessite de justifier son domicile (par différents documents) dans la région universitaire choisie. Si tu envisages cette option, renseigne-toi directement auprès des facultés.

À LILLE, UNE FAC PRIVÉE

Faisant partie des facultés de l'Université catholique de Lille, il est possible de faire médecine dans la seule fac privée de France. Une sélection est faite avant d'y entrer en fonction surtout des résultats scolaires en première et terminale. L'entrée n'est pas limitée aux étudiants de la région Hauts-de-France, cependant le nombre de places disponibles n'est pas énorme puisque la faculté accueille environ 400 nouveaux étudiants en 1re année de licence santé. Dernier point : les frais d'inscription y sont élevés. En plus de cette fac privée, à Lille existe bien sûr aussi une faculté de médecine dépendant de l'université de Lille.

LES PARCOURS PASS ET L.AS POUR MÉDECINE OU UNE AUTRE FILIÈRE DE SANTÉ

Fini le numerus clausus, terminé la PACES[1]... Bienvenue dans le « Portail santé » avec ses nouveaux parcours que sont le PASS et le L.AS ! L'entrée dans les études de médecine, maïeutique, odontologie, pharmacie (aussi nommée filière MMOP) vient de connaître un chamboulement total, à la suite de la dernière loi santé[2] votée en 2019. D'après nos informations, par cette filière de santé, il sera aussi possible d'accéder à d'autres disciplines comme kinésithérapie, ergothérapie ou psychomotricité (ces options dépendent en fait de chaque université).

Parmi les objectifs de cette réforme : éviter que seuls les élèves qui ont 19 de moyenne en maths parviennent à intégrer médecine, en diversifiant les voies d'accès et en supprimant un concours connu pour être particulièrement dur. Mais si sur le papier certaines choses changent, en pratique l'entrée en médecine reste toujours sélective.

Les différentes façons de parvenir aux études de médecine sont plus compliquées qu'auparavant. Il existe désormais trois façons d'accéder aux études de santé par :

1. Le parcours spécifique « accès santé » (PASS).
2. Une licence avec une option « accès santé » (L.AS).
3. Une formation paramédicale (comme des études d'infirmier en IFSI).

Les parcours principaux sont les deux premiers.

---

1. PACES : 1re année commune aux études de santé.
2. Loi relative à l'organisation et à la transformation du système de santé.

LES 3 DIFFÉRENTS PARCOURS POUR INTÉGRER MÉDECINE

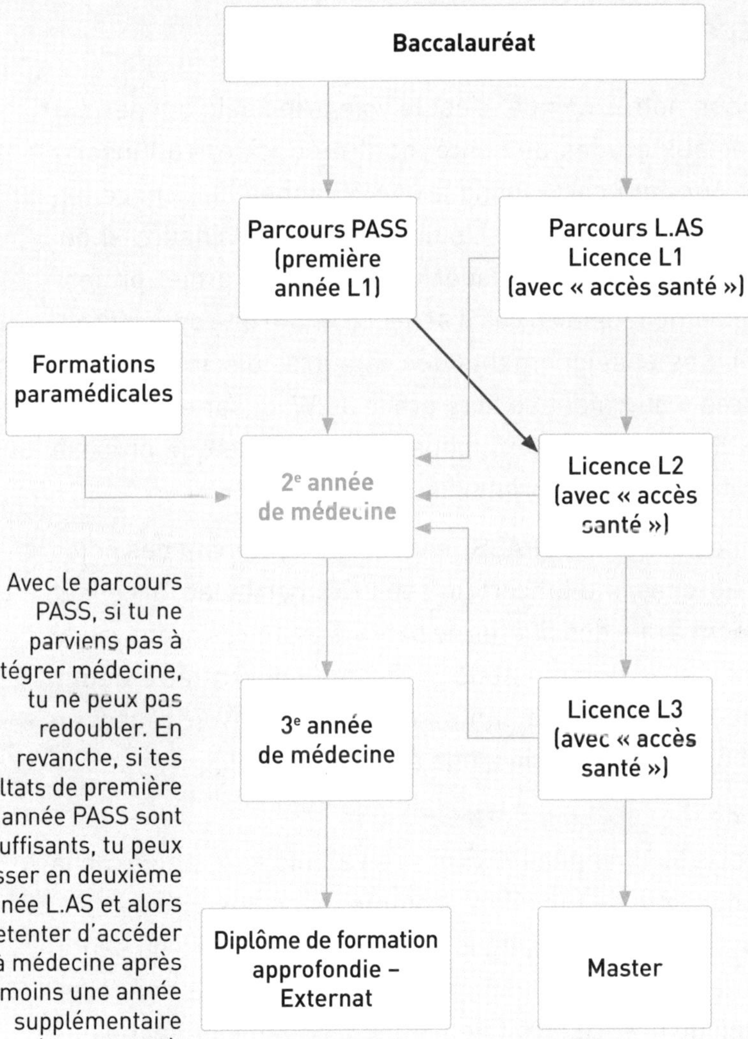

Avec le parcours L.AS, si tu ne parviens pas à intégrer une première fois médecine, tu as une deuxième chance en effectuant une année supplémentaire de licence.

Avec le parcours PASS, si tu ne parviens pas à intégrer médecine, tu ne peux pas redoubler. En revanche, si tes résultats de première année PASS sont suffisants, tu peux passer en deuxième année L.AS et alors retenter d'accéder à médecine après au moins une année supplémentaire (en L2 ou L3).

Ce schéma représente les principaux parcours pour entrer en deuxième année de médecine. Il peut exister des variantes selon les universités.

D'après le ministère des Solidarités et de la Santé et le ministère de l'enseignement supérieur, de la recherche et de l'innovation.

→ Voie 1 : le parcours spécifique « accès santé » (PASS)

Comme son nom l'indique, c'est la voie principale qui permet d'accéder aux études de santé, dont médecine. Tu t'inscris à ce parcours qui correspond à une 1re année de licence, en choisissant en plus une discipline (appelée « mineure ») qui peut te permettre de t'engager vers un autre projet professionnel que médecine en cas d'échec (comme une option droit, lettres...). Les enseignements de ces autres disciplines dites « mineures » devraient se faire grâce au Web, par e-learning. Le choix de cette autre discipline dépend de ce que propose l'université lors de l'inscription sur Parcoursup.

En 1re année de la filière PASS, les étudiants obtenant des notes élevées au-dessus d'un certain seuil fixé par la fac, accèdent directement à une des filières de santé. Les autres ayant validé leur année avec des résultats suffisants peuvent être admis dans une des filières de santé, à condition d'avoir réussi un oral (qui peut être associé à une épreuve écrite).

À partir de là, **3 options s'offrent à toi :**

- Tu réussis ta 1re année PASS et tu es admis en 2e année de la filière de santé de ton choix : comme médecine.
- Tu réussis ta 1re année, mais sans valider la filière de santé, tu peux alors te diriger vers ton autre projet professionnel en 2e année de licence (droit, lettres...). Dans ce cas, sache que tu pourras toujours te représenter dans une filière de santé après une ou deux années supplémentaires de licence en empruntant le parcours L.AS.

LE PARCOURS PASS AVEC SES DIFFÉRENTES VOIES

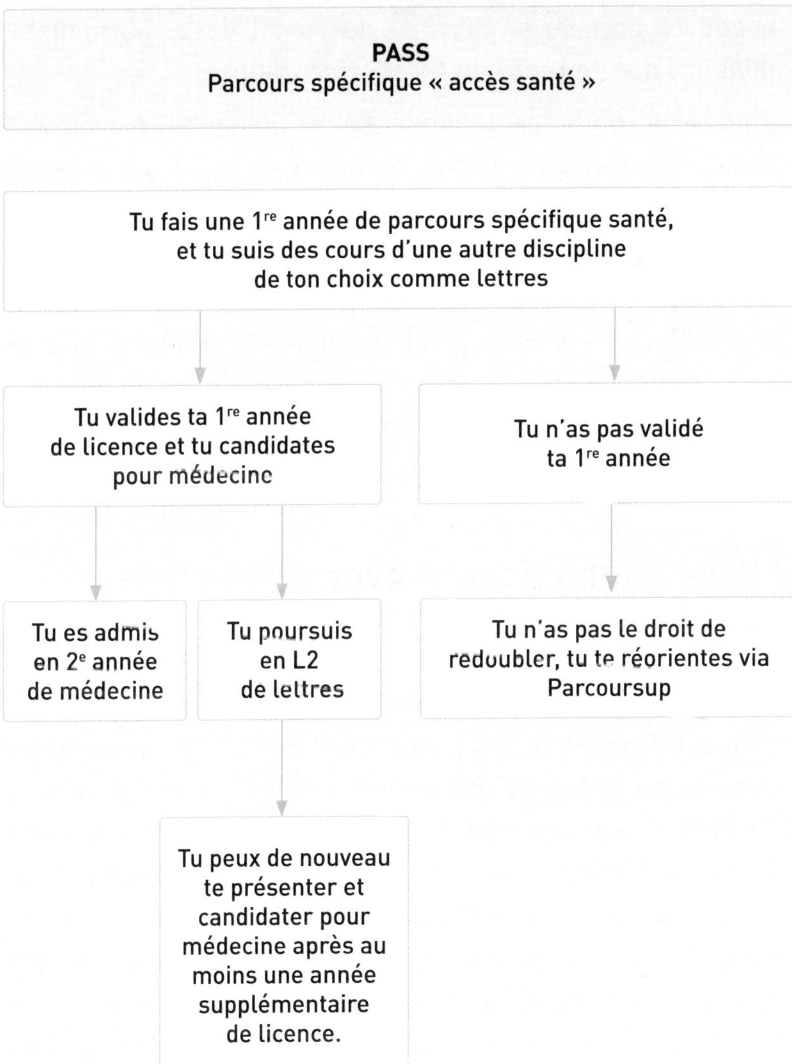

D'après le ministère des Solidarités et de la Santé et le ministère de l'enseignement supérieur, de la recherche et de l'innovation.

- Tu ne valides pas ta 1re année de licence, tu retournes à la case départ. Sans possibilité de redoubler le parcours PASS ni pouvoir accéder en 2e année de licence de ton autre discipline. Tu dois te réorienter via Parcoursup.

De façon pratique, l'évaluation des étudiants se fait un peu différemment qu'avec la PACES qui comportait des partiels (en décembre ou en janvier), et l'épreuve finale (en mai). Pour le parcours spécifique santé PASS, cette évaluation devrait en principe se faire de façon plus continue tout au long de l'année. Durant les épreuves, il y a moins de QCMs (questions à choix multiples) qu'auparavant, avec désormais en plus des QROCs (questions à réponse ouverte courte). La modalité de ces épreuves dépend de chaque faculté.

→ Voie 2 : une licence avec une option « accès santé » (L.AS)

La deuxième manière d'accéder à la filière des études de santé est de profiter des passerelles existant avec certaines licences, par le biais d'une option « accès santé ». À côté de la licence choisie, comme chimie par exemple (nommée aussi « majeure chimie »), tu suis des cours correspondant à l'option « accès santé » (également appelée « mineure santé »), comme biologie (les disciplines dépendent des possibilités offertes par chaque université). Ainsi, en validant ta 1re année de licence de chimie, avec l'option « accès santé », tu peux te porter candidat pour entrer en 2e année dans une des filières de santé. Tu y seras admis en fonction de tes résultats de 1re année et avec un éventuel oral, pouvant être associé à une épreuve écrite.

LE PARCOURS L.AS AVEC SES DIFFÉRENTES VOIES

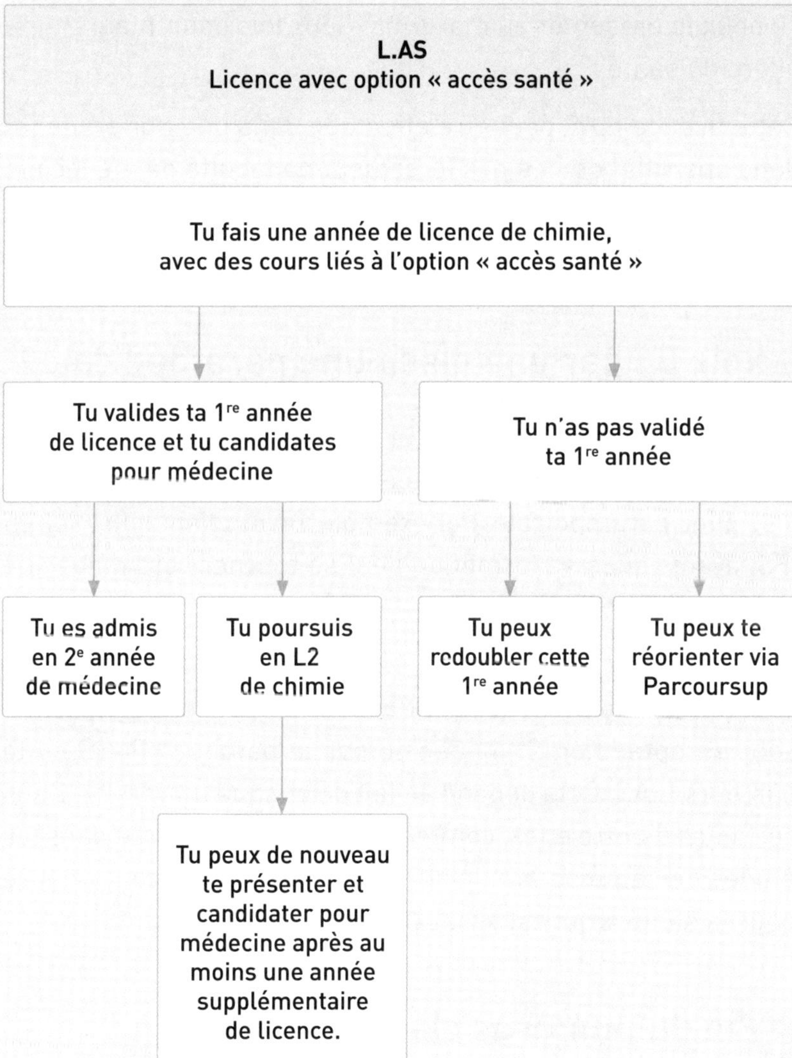

D'après le ministère des Solidarités et de la Santé et le ministère de l'enseignement supérieur, de la recherche et de l'innovation.

Sous ces mêmes conditions, l'accès en 2e année des études de santé est aussi ouvert après une 2e ou une 3e année de licence. Tu peux te présenter au maximum deux fois pour intégrer une filière de santé.

Cette licence L.AS peut être effectuée dans une université (et donc une ville) qui n'a pas forcément de faculté de médecine. En revanche, si tu es reçu en 2e année de médecine, il te faut ensuite intégrer la faculté de médecine.

→ Voie 3 : par une discipline paramédicale

Dans certaines universités, la dernière voie possible pour médecine (ou une autre filière de santé) peut se faire via une discipline paramédicale. Par exemple, un étudiant infirmier en IFSI ayant validé sa formation peut se tourner vers médecine sous condition d'admissibilité.

Durant les premières années de mise en application de cette réforme, il est difficile de savoir quelles proportions d'étudiants sont acceptées en 2e médecine par le parcours PASS ou le parcours L.AS. Cela dépend en fait de chaque université. Dans certaines d'entre elles, comme à Strasbourg, l'entrée dans les études de santé se fait uniquement via une licence « science pour la santé » qui est assez proche du parcours L.AS.

→ Fin du numerus clausus… mais un nombre de places limité

Alors vraiment terminé le numerus clausus qui limitait de façon drastique le passage en 2e année de médecine ? Le nombre d'étudiants admis dans les filières de santé est limité et déterminé par chaque université en lien avec l'Agence régionale de santé (ARS) pour répondre aux besoins des territoires en matière de santé. Aujourd'hui, on ne parle plus de numerus clausus, mais de numerus apertus. Donc une chose est certaine : le nombre d'admis en 2e année de médecine reste sélectif.

FAUT-IL T'INSCRIRE EN PASS OU EN L.AS ?

Pour le savoir, il faut commencer par réfléchir à ce que tu souhaites vraiment faire, en fonction de tes envies, de ta motivation, de tes capacités, etc. Si médecine est pour toi la seule voie envisageable et que tu es suffisamment motivé, le mieux est de t'engager dans le parcours PASS (si ta fac le propose). Si tu te poses des questions, que tu hésites entre différentes voies professionnelles, on te conseille plutôt le parcours L.AS en effectuant une licence d'une discipline de ton choix, en y ajoutant un « accès santé » pour avoir la possibilité de te présenter en 2e année de médecine. Ce parcours L.AS peut être aussi privilégié si tu es fort dans une matière spécifique comme la chimie par exemple, ou le droit que tu choisis alors en licence 1re année, avec en plus un « accès santé ». A priori, il n'y a pas de parcours vraiment plus facile qu'un autre. Et au final, sache que tu es jugé avant tout sur les notes obtenues.

CHOISIR ENTRE MÉDECINE, DENTAIRE, MAÏEUTIQUE, KINÉSITHÉRAPIE OU PHARMACIE

Depuis longtemps, la 1re année de médecine (appelée ainsi souvent par abus de langage) est la porte d'entrée à d'autres professions. La réforme des études de santé mise en place en 2020 ouvre aux filières : médecine, maïeutique, odontologie, pharmacie, ou encore à d'autres disciplines comme kinésithérapie.

Il existe des étudiants – on en connaît tous – qui ont une vocation pour l'une de ses professions depuis quasiment toujours. Déterminés à devenir médecins ou dentistes, pour eux la question de l'orientation post-bac ne se pose pas, ils n'ont plus qu'à travailler et cartonner ! D'un autre côté, il y a des étudiants qui n'ont pas une idée bien définie de ce qu'ils veulent faire, cependant leur profil, leurs goûts et envies les poussent à s'orienter vers une profession liée à la santé. Si c'est ton cas, les pages qui suivent te sont destinées.

Nous abordons de manière assez succincte chaque discipline avec des témoignages pour t'aider à te faire une idée et peut-être choisir ta voie.

→ Odontologie ou dentaire

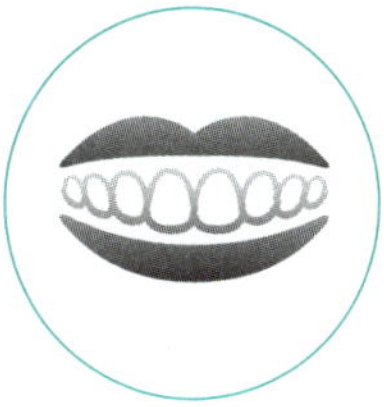

Les études d'odontologie durent six ans au total. Elles reposent sur beaucoup de pratique. Les enseignements sont composés de nombreux travaux dirigés. La quantité de cours est moins importante qu'en médecine, mais elle reste conséquente. La spécialisation par la suite est possible, avec la possibilité de faire de l'orthodontie ou de la chirurgie dentaire plus poussée, comme la pose d'implants.

Durant les études, les promotions comptent en général de petits effectifs, assurant ainsi une ambiance plutôt conviviale. Il n'y a pas de formation dentaire dans toutes les villes universitaires. Il existe seize facultés de chirurgie dentaire en France métropolitaine (d'après l'Ordre national des chirurgiens dentistes, 2019).

En pratique, il faut absolument que tu ne sois pas révulsé à l'idée d'être au contact des patients et que tu apprécies le travail manuel minutieux et rigoureux. Cependant, n'aie pas peur si au départ tu n'es pas très manuel, tu as six années pour te faire la main avec de nombreuses heures d'entraînement. On ne naît pas dentiste, mais on le devient !

Comme pour médecine ou pharmacie, en dentaire, il est possible de passer un concours pour entrer en internat et se spécialiser dans trois domaines : orthopédie dento-faciale ou orthodontie, chirurgie orale et médecine bucco-dentaire.

À la fin de tes études, tu présentes une thèse pour être docteur en chirurgie dentaire. Généralement, les dentistes gagnent bien leur vie, mais cela dépend bien sûr de l'activité de chacun. En moyenne : 8 600 € net par mois (non-salarié – Insee 2019).

Le témoignage de Mathilde

en 6e année de dentaire

> « Il faut aimer la minutie, les profs sont là pour nous l'apprendre. »

Pourquoi avoir choisi dentaire ?

Mathilde : Depuis toute petite j'ai été familiarisée avec le monde des soins par l'intermédiaire de mon père, radiologue. J'ai été vite touchée par le côté humain et la possibilité de soigner et d'apporter du réconfort. J'ai donc naturellement fait le choix des études de médecine comme mes grandes sœurs. J'ai eu aussi la chance de rencontrer des étudiants qui avaient choisi la filière « dentaire » et j'ai ensuite suivi mon intuition et leurs conseils pour un métier combinant le soin et le manuel.

Quel type de cours a-t-on en dentaire ?

Mathilde : Dès la 2e année, il y a des cours théoriques, mais aussi pratiques (dessins, montage en cire, traitements des caries). Un souci de perfection devient une qualité précieuse qu'on appelle « la minutie » permettant de juger la qualité de notre travail. Cette activité pratique augmente les années suivantes, et nous avons cette chance d'avoir une formation très pointue, au plus près de notre futur métier, car au contact des patients au centre de soin dentaire (dès la 4e année). La 5e année est une année charnière avec beaucoup d'exigences pratiques et un examen, le CSCT[1] sur toutes les connaissances acquises les dernières années.

On travaille beaucoup ?

Mathilde : Le travail devient une habitude dès le début des études de médecine, sans se poser de questions sur un mode de fonctionnement automatique. Lorsque l'on donne du sens à un travail, même pesant, il peut devenir léger, joyeux, ou même une addiction. Mon souci de perfection m'a souvent amenée à vivre des situations de stress surtout à l'approche des examens, mais dentaire reste une filière avec assez de temps disponible pour la vie étudiante et personnelle. Il faut trouver un équilibre personnel pour ne pas oublier l'essentiel, la relation aux autres.

Comment savoir si on est fait pour les études de dentaire ?

Mathilde : Comme tout projet, on n'a jamais la certitude d'être à la bonne place si on ne se lance pas ! Certaines prédispositions nous aident dans ce choix : la volonté d'y arriver en donnant le meilleur de soi, la ténacité, la constance d'un travail régulier. On ne doit jamais perdre de vue que tout cela vise à nous épanouir plus tard dans un métier altruiste, proche de l'humain, de toutes classes sociales et de tout âge.

En raison de notre jeune âge et notre statut d'étudiant, il peut être difficile de nous affirmer vis-à-vis de certains patients.

1. Certificat de synthèse clinique et thérapeutique.

Et en tant que femme, on doit aussi apprendre à poser des limites et s'affirmer avec certains patients masculins qui ont une attitude trop familière.

On devient vite conscient dans notre pratique au dispensaire que le plus important n'est pas tant le métier que l'on a choisi, mais la manière de le faire, la qualité de contact et de confiance que nous arrivons à établir en quelques instants pour appréhender les patients ténébreux, les éternels retardataires, les insatisfaits et les craintifs. Cela demande de développer des qualités de disponibilité que nous n'avons pas forcément naturellement, mais que nous apprenons au cours de nos contacts avec les patients.

Pour en savoir plus

- Le site de l'Union nationale des étudiants en chirurgie dentaire (Unecd) : unecd.com
- Le site de l'Ordre national des chirurgiens dentistes : www.ordre-chirurgiens-dentistes.fr

→ Sage-femme ou maïeutique

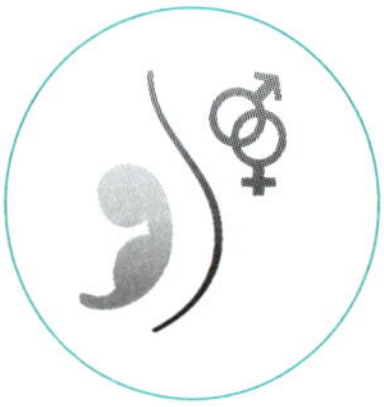

Les études de maïeutique durent au total cinq ans. Sur leur fonctionnement, elles se rapprochent assez des études de médecine, alternant des périodes de cours et de stages.

Elles se déroulent dans une école de sage-femme généralement attachée à la faculté de médecine. Les cours théoriques commencent par beaucoup de physiologie, c'est-à-dire l'étude du fonctionnement du corps. Tu étudies la cardiologie, la pneumologie, etc. Dès la 2e année, il y a aussi généralement un apprentissage des soins infirmiers, il est important qu'en tant que future sage-femme, tu connaisses les bons gestes et les effectues dans de parfaites conditions d'hygiène. Les études se terminent par la rédaction d'un mémoire de recherche et l'obtention d'un diplôme d'État.

Être sage-femme, ce n'est pas que prendre en charge des accouchements, même si c'est l'aspect le plus connu et peut-être même le plus apprécié. Il faut reconnaître que c'est un moment incroyable et un privilège exceptionnel de pouvoir se rendre utile dans cet instant unique de la vie d'une femme, d'un couple.

Être sage-femme, c'est aussi s'occuper du suivi de grossesse, mais aussi de l'après-accouchement, de donner des conseils et informations sur l'allaitement. Les sages-femmes peuvent prendre en charge la rééducation périnéale destinée aux femmes, quelques semaines après la naissance du bébé. Elles peuvent prescrire de nombreux médicaments, comme la pilule contraceptive, des vaccins, etc.

Les promotions rassemblent un nombre assez limité d'étudiants (généralement entre 20 à 50), ou plus précisément d'étudiantes, car le métier reste encore aujourd'hui très féminin. Ce que regrettent certaines, car cela conduit parfois à de petites tensions. Les quelques garçons qui choisissent cette voie sont appelés maïeuticiens.

Dès la fin des études, tu as la possibilité de travailler à l'hôpital, en clinique, comme en ville. Mais la plupart des sages-femmes travaillent dans une structure hospitalière, ce qui leur permet de pratiquer des accouchements (en libéral, il est plus compliqué de les effectuer). En plus de leurs cinq ans d'études, certaines sages-femmes se spécialisent par exemple en échographie (grâce à un diplôme universitaire), ce qui leur permet d'effectuer cet examen à différentes périodes du suivi de grossesse.

La rémunération en début de carrière est d'environ 1 700 € net par mois à l'hôpital (selon le site emploi-collectivites.fr). En libéral, le revenu mensuel moyen serait supérieur selon CARCDSF/ANSFL.

Le témoignage de Lorène

en 4e année d'études de sage-femme

« J'ai opté pour ces études sur un coup de cœur. »

Pourquoi avoir choisi maïeutique ?

Lorène : Au départ j'hésitais entre médecine et sage-femme, puis en 1re année, je me suis intéressée à la maïeutique, une discipline qui m'a alors énormément plu. Cela a été pour moi un coup de cœur.

Quel type de cours a-t-on en maïeutique ?

Lorène : On étudie bien sûr l'obstétrique, comprenant tout le suivi de grossesse, le postnatal. On a aussi des cours sur de nombreuses pathologies et beaucoup de pédiatrie. On est également formé aux situations d'urgence, par exemple aux gestes de réanimation d'un prématuré. On étudie bien sûr la gynécologie avec des cours sur les infections, la cancérologie... On a aussi un enseignement sur la contraception. On effectue beaucoup de stages tout au long des études. La dernière année à Dijon, on fait trois-quatre mois de cours théoriques, puis le reste en stage.

On travaille beaucoup ?

Lorène : Oui, pas mal. Cela demande surtout de travailler de façon régulière. Il y a beaucoup de connaissances à acquérir. Dans mon école, durant les dernières années, on alterne un mois de stage et un mois de cours théorique. Aussi, il arrive qu'un partiel tombe juste après un stage, donc on a intérêt à travailler suffisamment en amont.

Comment savoir si on est fait pour les études de sage-femme ?

Lorène : Il faut avoir une bonne qualité d'écoute, d'observation et de patience. En plus d'une dimension humaine, on doit aussi avoir un esprit scientifique pour mener les études. Ce qui me plaît, c'est qu'on alterne beaucoup la théorie avec la pratique par les stages. Pendant les stages et plus tard dans notre pratique, on est amené à travailler la nuit, et aussi souvent les week-ends. On travaille généralement par tranche de douze heures.

> @ **Pour en savoir plus**
>
> Le site de l'association nationale des étudiant(e)s sages-femmes (anesf) : www.anesf.com

➔ Pharmacie

Les études de pharmacie s'effectuent en six ou neuf ans (pour ceux qui passent par l'internat). Elles demandent pas mal de travail, et contiennent beaucoup de matières scientifiques. Il y a une quantité importante de cours, et aussi bien sûr des stages cependant moins nombreux qu'en filière médecine.

À la fin des études, après avoir présenté ta thèse, tu es titulaire d'un diplôme d'État de docteur en pharmacie. Différentes orientations professionnelles sont possibles : le travail en officine ou dans l'industrie pharmaceutique (production, pharmacovigilance, contrôle qualité, marketing, etc.). Beaucoup d'étudiants se destinent à travailler en officine. Les compétences de cette profession évoluent avec le temps. Un exemple : les pharmaciens peuvent désormais vacciner contre la grippe. Si tu t'orientes vers le marketing de l'industrie pharmaceutique, tu peux compléter ta formation dans une école de commerce.

Une autre voie qui dure au total neuf ans nécessite de passer le concours national de l'internat en cinquième année. En fonction du classement, différentes spécialisations sont possibles : biologie médicale ; pharmacie hospitalière ; pharmacie industrielle et biomédicale (PIBM) ; ou innovation pharmaceutique et recherche (IPR).

Le nombre d'étudiants dans chaque promotion est assez important, un peu comme en médecine. L'ambiance est aussi assez proche, il y a pas mal de soirées et d'événements étudiants qui ressemblent à la tradition carabine.

Côté rémunération, un pharmacien non-salarié a un revenu net mensuel d'un peu moins de 7 000 € (Insee 2019). Il s'agit d'une moyenne, car cela dépend de nombreux facteurs, comme son mode d'installation, le régime d'imposition, etc. Et bien sûr, ce revenu varie aussi en fonction des qualifications du pharmacien et de son lieu d'exercice (industrie pharmaceutique, hôpital...).

Le témoignage de Sophie

en 4e année de pharmacie

« On étudie la physiologie et les maladies en se focalisant sur les médicaments. »

Pourquoi avoir choisi pharma ?

Sophie : Je voulais effectuer une profession de santé, sans vouloir faire médecine, ne me sentant pas très à l'aise dans ce domaine. J'ai choisi pharma parce que les sciences, la santé, les soins, et le contact avec des patients m'intéressent. C'est ce que je veux retrouver en officine.

Quel type de cours a-t-on en pharma ?

Sophie : Durant les premières années, on a beaucoup de cours de biochimie, physico-chimie, sciences analytiques... À partir de la 3e année, on se focalise surtout sur la physiologie et les pathologies. Ces matières sont très axées vers le médicament. On étudie les traitements des maladies de manière très poussée : leurs mécanismes d'action, contre-indications, effets indésirables, interactions médicamenteuses, posologies.

Parallèlement à ces matières, on étudie la botanique, la phytothérapie, l'aromathérapie et même un peu de cosmétologie.

On travaille beaucoup ?

Sophie : Chaque année, le travail est assez intense, avec beaucoup de présence en cours, en enseignements dirigés (par groupe de vingt environ) ou en travaux pratiques. Si aux examens, on ne réussit pas certaines matières, on a la possibilité de passer des rattrapages. Il y a relativement peu de stages durant les études. En 2e année, j'ai eu quatre semaines de stage en officine. En 3e et 4e années, une semaine à chaque fois.

Comment savoir si on est fait pour les études de pharma ?

Sophie : Il faut apprécier les disciplines scientifiques et avoir une attirance pour les soins, la pharmacologie et les médicaments. Pour travailler en officine, il faut aussi avoir envie d'échanges et de relations avec les patients. Mais pharma ouvre aussi vers d'autres métiers qu'en officine.

Pour en savoir plus

Le site de l'Association nationale des étudiants en pharmacie de France : www.anepf.org

Le témoignage de Benjamin

pharmacien et interne en médecine en premier semestre d'ophtalmologie

« Après pharma et un doctorat de recherche, j'ai commencé médecine. »

« Vers la 3e année de mes études de pharmacie, j'ai commencé à penser à faire médecine. J'ai tout de même terminé pharma. Et lors de ma 6e année pendant laquelle j'ai fait un master 2 de recherche, j'ai demandé à ma fac de Lyon-Est de me diriger vers médecine. Après une lettre de motivation, puis un entretien oral, la fac a refusé ! J'ai alors passé un concours pour obtenir une bourse et m'engager vers un doctorat de recherche à l'école vétérinaire de Lyon. Au terme de ces trois années supplémentaires, j'ai failli continuer dans cette voie avec une opportunité de partir aux États-Unis. Mais en côtoyant des médecins et en suivant des essais cliniques effectués chez des patients, l'envie de faire médecine s'est encore renforcée. J'ai demandé une nouvelle fois à Lyon-Est et Lyon-Sud. Cette dernière faculté étant la plus prompte à me répondre, j'ai alors de nouveau rédigé une lettre de motivation et j'ai passé un oral assez impressionnant devant un parterre d'une vingtaine de doyens de facs de médecine, dentaire, pharma... de la région Auvergne-Rhône-Alpes. J'ai commencé médecine à partir de la 2e année. Aujourd'hui, j'ai 33 ans et je débute mon premier semestre d'internat en ophtalmo. »

→ Kinésithérapie

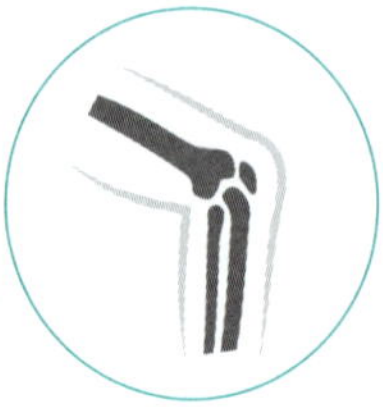

Les études de kinésithérapie durent cinq ans au total. Le profil type de l'étudiant kiné est en général quelqu'un d'assez dynamique qui aime bouger et qui apprécie le contact avec les gens. Il faut aimer l'anatomie, la « mécanique » de notre corps ! Aimer manipuler.

En plus des cours théoriques, les études reposent beaucoup sur de la pratique avec des travaux dirigés dans lesquels on apprend à faire les gestes de kinésithérapie. Il y a aussi des stages en cabinet, à l'hôpital ou dans des centres spécialisés. Pour s'engager dans cette voie, il est conseillé d'avoir un esprit scientifique. La fin des études se conclut par la rédaction d'un mémoire et d'un stage de clinicat de trois mois, et par l'obtention d'un diplôme d'État.

Les promotions ne sont pas très importantes. L'ambiance est connue pour être sympa, les étudiants se connaissent bien entre eux, puisque la plupart des exercices manuels de kinésithérapie s'apprennent et se pratiquent entre étudiants.

Le problème de ces études est qu'elles peuvent être très chères. Il existe près de cinquante instituts de formation en masso-kinésithérapie (IFMK) en France, mais certains sont privés. D'après le site de la Fédération nationale des étudiants en kinésithérapie (FNEK), les frais de scolarité varient de 170 à 9 300 € par an, selon l'IFMK où tu es inscrit (public ou privé). Beaucoup d'étudiants empruntent auprès des banques ou sont obligés de travailler en plus de leurs études pour payer ces instituts privés. Cette situation particulièrement injuste est dénoncée depuis longtemps par la profession.

Un masseur-kinésithérapeute exerce en libéral, au sein de son propre cabinet ou d'un cabinet collectif avec d'autres kinés, voire avec d'autres professionnels de santé (maison de santé, par exemple), mais aussi auprès de fédérations sportives, en centres de rééducation ou en hôpital. Ce métier permet d'être en contact avec des nourrissons jusqu'à des sujets très âgés. Certains kinés développent davantage leur compétence dans des domaines spécifiques : gériatrie, pédiatrie, rééducation du sport, etc. Certains passent aussi un diplôme d'ostéopathe pour avoir un exercice complémentaire.

La rémunération varie en fonction du lieu de travail et du type d'exercice : selon le site Cidj.com, à l'hôpital, le salaire net mensuel commence vers 1 600 €. En libéral, tu peux gagner davantage en fonction du temps consacré à ton exercice professionnel.

Le témoignage de Louis

en 4e année de kinésithérapie

« Ce qui m'a séduit est de pouvoir être libre de choisir ma pratique. »

Pourquoi avoir choisi kiné ?

Louis : Tout d'abord l'envie de soigner, d'être en contact avec des gens, puis la curiosité scientifique, savoir comment notre corps fonctionne, de quoi il est composé. Ce qui m'a aussi séduit est de pouvoir être libre de choisir ma pratique : libéral ou salarié, en centre de rééducation ou en cabinet, on peut organiser sa vie professionnelle selon ses choix, avec plusieurs spécialités, différents types de patients, etc. Enfin, les possibilités d'évolution sont nombreuses et on est sûr de ne pas s'ennuyer dans ce domaine.

Quel type de cours a-t-on en kiné ?

Louis : Les principales disciplines enseignées sont dans un premier temps très pratiques, avec l'apprentissage du massage, de la biomécanique. La théorie est centrée sur quatre grandes disciplines : traumatologie, musculo-squelettique, cardio-respiratoire, neurologie. À côté de cela et de façon plus pratique, grâce à des travaux dirigés, on apprend des choses assez diverses, comme effectuer un bilan pour un patient, mais aussi savoir mener une recherche bibliographique. Il y a aussi des cours d'anglais (permettant de lire des publications scientifiques).

On travaille beaucoup ?

Louis : Après la 1re année, on entre dans le vif du sujet en travaillant les disciplines qui concernent la kinésithérapie. C'est alors une nouvelle façon de travailler sur des domaines très pratiques qui vont nous servir plus tard dans notre profession. Il n'y a plus la dimension « bêtement scolaire ». Les 2e et 3e années avec les cours et les stages sont assez chargées. On a parfois de grosses journées. Mais il suffit d'avoir la moyenne dans chaque matière pour passer en année supérieure. Personnellement, je travaille assez régulièrement durant l'année, avec un coup d'accélérateur avant les partiels.

Comment savoir si on est fait pour les études de kiné ?

Louis : Il faut d'abord avoir envie d'être en contact avec des patients. On prend en charge des personnes qui ont parfois de lourdes pathologies chroniques ou qui ont subi de graves traumatismes. Il faut donc au départ aimer discuter et échanger avec des gens, et avoir envie de les aider. À la différence d'un médecin ou d'un pharmacien, en kiné, on est amené à revoir souvent le patient de façon très rapprochée pendant une période plus ou moins longue. Enfin, il faut avoir l'envie de ne jamais s'arrêter d'apprendre, car les travaux de recherche en kiné sont nombreux et il faut donc se former durant toute sa vie professionnelle.

@ Pour en savoir plus

Le site de la Fédération nationale des étudiants en kinésithérapie – Fnek : www.fnek.fr

FAIRE SES ÉTUDES À L'ÉTRANGER

C'est une solution adoptée par bon nombre d'étudiants, surtout ces dernières années lorsqu'existait en France le numerus clausus. L'accès aux études de santé se voulant moins sélectif, peut-être qu'ils seront moins nombreux à opter pour des études en Belgique, Roumanie ou un autre pays européen. Une des voies privilégiées par les étudiants est de partir dans un pays où la formation est dispensée en langue française. Cet ouvrage n'a pas vocation à te renseigner de façon complète sur les études de santé que l'on peut mener à l'étranger, ni de faire le tour de tous les pays où tu peux aller. Nous te donnons ici simplement quelques premiers repères parmi les destinations les plus prisées. Sache que l'organisation de ces études a pas mal changé récemment selon les pays, et peut être amenée à changer de nouveau.

D'après le réseau Euroguidance (organisme qui facilite d'étudier et de se former en Europe) créé en 1992 par la Commission européenne, « les conditions de formation minimale » ont été harmonisées entre les pays. Pour uniformiser le cadre de l'enseignement au niveau européen, la formation est basée sur des ECTS pour « European credit transfer system » : 60 crédits représentent une année d'étude universitaire.

> **Pour en savoir plus**
>
> **Le site du réseau Euroguidance : euroguidance-france.org**

Euroguidance précise que les études commencées à l'étranger doivent être menées jusqu'à l'obtention du diplôme dans ce pays. Cependant, après six ans d'études de médecine à l'étranger, les étudiants peuvent passer les épreuves pour devenir internes en France.

Une remarque importante : avec la mise en place en France de la réforme du second cycle et l'accès aux spécialités (internat), on ne sait pas encore vraiment comment seront analysées les connaissances et compétences des étudiants ayant effectué leurs études à l'étranger et qui souhaitent faire leur internat en France. Pour ces étudiants, cela risque de compliquer les choses...

Un exemple en Belgique

En Belgique, les études médicales durent au total de neuf à douze ans en fonction de la spécialisation (après un premier cursus de six ans). Pour pouvoir s'inscrire, il faut commencer par demander l'équivalence du baccalauréat dès les résultats connus. Cela s'effectue sur ce site : www.equivalences.cfwb.be. Depuis 2017, pour médecine et dentaire, il est nécessaire de passer un examen d'entrée à Bruxelles (début juillet ou fin août/début septembre). Les places sont limitées, les étudiants non résidents étant classés et leur taux ne pouvant dépasser 30 % par rapport au nombre total des étudiants ayant réussi l'examen. Cet examen est constitué de deux blocs. Un premier bloc avec biologie, physique, chimie et mathématiques. Un second bloc basé sur la compréhension précise et critique d'un texte médical où est jugé également l'éthique, l'empathie et la communication dont doit faire preuve un futur médecin. Une fois cet examen obtenu, tu peux t'inscrire dans une des cinq facultés de médecine francophones en Belgique : à Bruxelles (UCL[1] et ULB[2]) et à Liège où tu peux suivre tout le cursus universitaire de la 1re à la 6e année ; et Mons et Namur où tu peux suivre les trois premières années de médecine (correspondant au 1er cycle en France), la suite se déroulant dans les deux villes précédentes. Pour accéder en 2e année de médecine, cela se passe comme dans les autres facultés européennes, le système est basé sur le principe des crédits européens (ECTS). Même s'il existe une certaine sélection, il ne s'agit pas d'un concours (témoignage de Nicolas ci-dessous).

1. Université Catholique de Louvain.
2. Université Libre de Bruxelles.

Le 1er cycle d'études médicales est surtout théorique avec des cours à la fac et quelques stages. Les stages hospitaliers sont plus nombreux à partir de la 4e année, et leur organisation dépend de chaque université. Par exemple, à Bruxelles à l'ULB, en 5e année, les derniers cours théoriques du cursus sont regroupés durant les six premiers mois, pour ensuite enchaîner sur un an et demi de stages jusqu'en fin de 6e année.

Enfin, pour choisir une spécialisation, il n'y a pas de concours d'internat en Belgique. Là encore, cela dépend des facs. À l'ULB, un classement pour choisir sa spécialité est établi en prenant en compte toutes les notes de 4e, 5e et 6e année d'examens et de stages, un mémoire, un oral devant plusieurs médecins spécialistes pour évaluer tes connaissances (objectifs d'apprentissage généraux – OAG), et un entretien de motivation devant un jury composé de médecins de la spécialisation voulue. C'est un peu ce modèle qui est prévu d'être appliqué en France pour accéder aux spécialités, avec la réforme du 2e cycle. Les frais d'inscription universitaire sont d'un peu moins de 1 000 € par an.

Le témoignage de Nicolas

en 6e année à l'ULB de Bruxelles

« J'ai commencé mes études à Mons et je compte faire ma spécialisation en Belgique. »

« Je suis parti en Belgique directement après le bac, sachant que l'entrée en médecine ne se faisait pas sur concours, mais de façon plus "classique" comme dans beaucoup de facs en France, avec tout de même un aspect sélectif puisqu'à la fin de la 1re année, je devais avoir 12 de moyenne générale, et pas moins de 10 pour chaque matière pour passer en 2e année. J'ai effectué mes trois premières années à Mons, ce qui correspond en Belgique au bachelier (en France le 1er cycle). En 2e année, on était une promo d'environ 180 étudiants. L'ambiance était sympa, avec des profs très accessibles, on pouvait facilement leur poser des questions, les rencontrer ou voir leur assistant pour obtenir une précision sur un cours. En 4e année, j'ai continué à l'ULB, donc à Bruxelles où on est un peu plus nombreux, environ 275. J'ai choisi de me spécialiser en Belgique pour être anesthésiste-réanimateur ou urgentiste. Nos voisins belges sont accueillants, et l'entente entre Belges et Français est très bonne, sans clan particulier. L'intégration se fait facilement, d'ailleurs aujourd'hui ici la plupart de mes amis sont Belges. »

Pour en savoir plus

Le site de la Fédération Wallonie-Bruxelles : equivalences.cfwb.be

- L'Académie de recherche et d'enseignement supérieur (ARES) : études supérieures > domaines d'études > examen d'entrée : ares-ac.be/fr/etudes-superieures/toss-examen-d-entree/exmd
- Le Consulat général de France à Bruxelles : bruxelles.consul-france.org
- Et les sites des universités de Mons, Namur, Liège, et des universités catholiques de Louvain et libres de Bruxelles.

➜ Un exemple en Roumanie

En Roumanie, d'après les informations d'Euroguidance, trois universités dispensent une formation en français : « Iliu Hatieganu » de Cluj-Napoca ; « Grigore T. Popa » de Iași et « Victor Babes » de Timișoara. À Cluj-Napoca, environ 40 % des étudiants en médecine sont étrangers (inscrits en langue française, anglaise, ou roumaine). Les cours sont en français, les étudiants doivent aussi suivre des cours de roumain dans l'objectif plus tard de pouvoir dialoguer avec les patients. Les frais de scolarité sont d'environ 6 000 € par an. L'inscription se fait directement auprès de chaque université sur dossier, elle est devenue compliquée depuis quelques années. Le mieux est de te renseigner auprès de chacune d'elles, les conditions d'admission changeant assez souvent. Ainsi, l'université de Cluj-Napoca demande d'avoir un bilan médical complet ophtalmologique, psychiatrique, ORL... Des lettres de recommandation, une lettre de motivation sont demandées. Aucun examen d'entrée n'est nécessaire à condition d'avoir obtenu son baccalauréat (au minimum) avec de bonnes notes aux matières scientifiques. La sélection se faisant sur dossier est devenue

Pour en savoir plus

- L'Ambassade de France à Bucarest : https://ro.ambafrance.org/Poursuivre-des-etudes-de-medecine
- L'Université de médecine et de pharmacie de Cluj-Napoca : www.umfcluj.ro/fr/
- L'Université de médecine et de pharmacie de Timișoara : www.umft.ro
- L'Université de médecine et de pharmacie de Iași : www.umfiasi.ro/

de plus en plus importante. À l'université de Cluj-Napoca, par exemple, une centaine de Français sont pris chaque année en médecine et une cinquantaine en dentaire.

L'avantage est que la vie n'est pas chère. L'ambiance est connue pour très être sympa, avec des liens très forts qui se créent entre les étudiants français. Mais encore faut-il bien s'adapter, et ne pas avoir le mal du pays. Jusqu'à maintenant, au bout de six ans d'études en Roumanie, les étudiants peuvent passer le concours de l'internat en France. Un petit nombre demeurent en Roumanie ou continuent dans d'autres pays.

Le témoignage de Logan

qui revient de Roumanie, en 2e semestre d'internat en médecine générale à Pointe-à-Pitre

« Revenu en France, les premières semaines de mon internat ont été difficiles. »

« J'ai déposé mon dossier à la faculté de Cluj-Napoca en Roumanie, où j'ai été accepté pour effectuer six ans de médecine. Durant les trois premières années, j'ai suivi des cours théoriques, mais avec beaucoup de travaux pratiques. J'avais également quatre heures de roumain par semaine, ce qui m'a permis d'échanger avec les patients durant les trois ans d'externat à travers les stages hospitaliers. À partir de la 4e année, tous les matins j'étais à l'hôpital, en changeant de service tous les deux mois. Comparé à la France, durant l'externat, les étudiants ont peu de responsabilités et sont accompagnés chaque matin par groupe de huit aux lits des patients où les cas nous sont expliqués par les médecins. Ceci explique un temps d'adaptation souvent nécessaire lorsqu'on retourne faire notre internat en France.

Quand je suis revenu en France, les premières semaines de mon internat ont donc été assez difficiles, certains chefs ont même pu émettre des doutes sur ma formation, mais avec du travail assidu et régulier, j'ai très vite rattrapé mon retard. Aujourd'hui, après avoir validé mon 1er semestre, j'enchaîne mon 2e semestre aux urgences et tout se passe au mieux. »

S'ENGAGER DANS LA MÉDECINE MILITAIRE

Si tu es tenté de devenir médecin militaire, voici la procédure à suivre pour intégrer l'École de santé des armées (ESA) qui forme médecins et pharmaciens.

Sache d'abord, qu'en tant que médecin militaire, tu peux exercer pour l'armée de Terre, de l'Air ou de la Marine, ou encore la Gendarmerie. Tu travailles en équipe en France ou à l'étranger, dans trois grands domaines d'activité : médecine des forces, médecine hospitalière ou la recherche. 80 % des élèves de l'ESA seront médecins des forces (généralistes) et 70 % des jeunes médecins seront envoyés en mission à l'étranger au moins une fois dans les deux ans suivant la fin de leurs études. Ils se trouvent alors au plus près des combats pour assurer le soutien sanitaire et la prise en charge des blessés de guerre. Les mutations ont lieu tous les trois ou quatre ans.

UN ENGAGEMENT À LONG TERME ET UN SOUTIEN FINANCIER

En t'engageant dans le service de santé des armées, tu dois rester au service de l'armée au moins 12 ans après le diplôme pour un médecin généraliste, et de 14 à 18 ans pour un médecin spécialiste. Tu as des avantages matériels, avec par exemple une rémunération de plus de 400 €/mois la 1re année, puis environ 1 500 €/mois en moyenne durant les cinq années suivantes. Tes droits d'inscription universitaire sont payés par l'armée. Tu bénéficies de la Sécurité sociale militaire, avec en plus une réduction de 75 % sur les billets de train.

→ L'inscription et un concours d'entrée

Pour t'engager dans cette voie, tu dois commencer par t'inscrire au concours d'entrée de l'ESA, sur le site du Service inter-académique des examens et concours (SIEC) entre novembre et mi-décembre pour la rentrée universitaire prévue l'année suivante. Ce concours qui comporte plusieurs épreuves (français, maths, physique-chimie et SVT) est très sélectif. Plus de 1 500 candidats se présentent chaque année à ce concours pour une centaine de places (115 en médecine et 5 en pharmacie). Tu dois être de nationalité française, ne pas être privé de tes droits civiques, être âgé de 16 à 23 ans, et être titulaire du baccalauréat ou pouvoir fournir les résultats du bac au plus tard le dernier jour des épreuves orales du concours.

Les épreuves écrites ont lieu habituellement début avril. Il y a ensuite des épreuves sportives et orales d'admission qui ont lieu juste après les résultats du bac.

Si tu es reçu, tu es incorporé aux Écoles militaires de santé Lyon Bron (EMSLB) fin juillet, pour être avec 800 autres étudiants infirmiers et praticiens.

Aujourd'hui, chaque étudiant en médecine (dans le civil) a la possibilité de candidater pour intégrer l'ESA, qu'il soit en 1re ou 6e année. Les inscriptions ont lieu jusqu'à mi-février. Chaque année, une dizaine de places est disponible via un recrutement collatéral sur concours écrit organisé en avril. L'oral et les épreuves sportives se tiennent début juillet.

Le témoignage d'Étienne

en 6e année de médecine à Lyon-Est et à l'ESA

« Mon cursus est identique à celui d'un étudiant du civil, mais avec en plus un enseignement propre à l'armée. »

« J'ai toujours voulu faire médecine et j'ai été tenté par l'armée me rappelant que mon grand-père était infirmier militaire pendant la Seconde Guerre mondiale. Ce qui me plaît est l'idée d'exercer la médecine "sur terre, sur mer et au-delà des mers", comme le dit la devise de l'école, pour aider nos soldats qui peuvent avoir un engagement très difficile. Les études médicales sont strictement identiques à celles effectuées dans le civil. Sauf que les santards (c'est ainsi qu'on appelle les étudiants en médecine militaire) ont pas mal d'heures en plus liées à la formation militaire et médicale spécifique pour les soins d'urgence, les secours au combat, etc. J'ai fait tout mon cursus à la fac de Lyon-Est avec les étudiants en médecine du civil avec qui nous partageons de très bonnes relations. Personnellement j'habite à Bron dans les écoles militaires de santé, certains de mes amis ont pris un studio à Lyon même (ce que font certains étudiants à partir de la 3e année). Je vais passer les ECN pour devenir interne, mon souhait est de pouvoir être en région parisienne pour me rapprocher de ma famille. »

➔ La fac à Lyon

Tu es logé à Bron aux Écoles militaires de santé, et tu vas à la faculté de médecine de Lyon I, en suivant le même cursus universitaire que les autres étudiants civils : cours à la fac, travaux pratiques, stages hospitaliers. En 1re année, tu peux bénéficier de l'aide de professeurs détachés de l'Éducation nationale, un peu comme dans une prépa privée (mais avec l'armée, tu ne paies rien). Le site Internet du ministère des Armées assure avoir un haut pourcentage d'étudiants qui intègre la 2e année. Le passage en 2e année de médecine est sélectif en fonction de ce que définit chaque faculté, à Lyon I, le nombre d'étudiants en médecine de l'armée fait partie d'un quota à part indépendant du nombre d'étudiants civils défini par la faculté de médecine.

→ Une formation spécifique

Tout au long de ton parcours universitaire, en plus des enseignements à la fac de médecine de Lyon et des stages dans les hôpitaux, tu dois suivre des formations supplémentaires spécifiques à l'armée qui correspondent à environ 1 800 heures tout au long de ton cursus. Au programme : formation militaire sur le terrain, tir, sauvetage au combat et médecine d'urgence ; formation en médecine tropicale et médecine du sport ; anglais. Les étudiants de l'ESA reçoivent également une formation d'officier. Tu peux également passer des brevets militaires (parachutiste, commando, etc.).

Après la 6e année, l'internat de déroule dans l'un des huit hôpitaux d'instruction des armées. Les élèves sont rattachés à l'école du Val-de-Grâce à Paris.

Autre détail, le 14 juillet tu défiles (en 2e année) ! Tu participes aux cérémonies commémoratives à Bron ou à Lyon les 8 mai, 14 juillet, 11 novembre et aux cérémonies de la Libération, au tournoi sportif des grandes écoles de la défense et aux projets sportifs ou associatifs de ta promotion.

@ Pour en savoir plus

- **Le site du service de santé des Armées – Devenez médecin militaire : https://devenez-medecin-militaire.fr**
- **Le service interacadémique des examens et concours (SIEC), recrutements du service de santé des Armées : https://ocean.siec.education.fr/inscrinetCNC/accueil-SSA.html**
- **Les écoles militaires de santé Lyon Bron (EMSLB) : www.esa.sante.defense.gouv.fr/creation-des-emslb**

RESTER VIVRE CHEZ SES PARENTS OU PAS ?

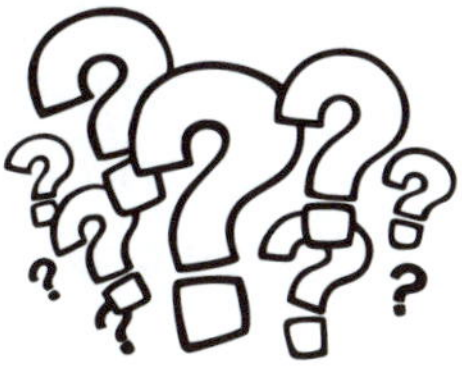

Le lycée est terminé et les études supérieures commencent avec l'arrivée à la fac ! Tu as sûrement déjà imaginé à quoi ressemblerait ta nouvelle vie. Parmi tous les « fantasmes » que tu as pu nourrir, tu t'es forcément déjà imaginé dans ton appartement, enfin indépendant, à mener ta vie d'étudiant ! Ou peut-être même tu te vois plutôt dans un campus universitaire à vivre les mêmes aventures que certains personnages de tes films ou séries préférés.

Cependant la réalité est différente ! Même si tu aspires sans doute à plus d'indépendance, quitter le domicile familial n'a pas que des avantages, surtout lorsqu'on fait des études compliquées comme médecine.

Mais restons focus sur l'essentiel ! Pour réussir tes études, quelle est la meilleure solution ?

Est-il plus avantageux de rester chez tes parents ou, d'un point de vue pratique, vaut-il mieux prendre un appartement et se rapprocher de ta fac ?

→ L'aspect financier

Tout d'abord, avoir un appartement ou une chambre d'étudiant n'est pas donné à tout le monde !

Même si l'idée de quitter le domicile familial peut être très forte, en pratique cela n'est pas toujours possible. Avoir un appartement ou une chambre étudiante correspond à un certain budget qui peut varier énormément en fonction des régions... pour atteindre parfois des sommes colossales, en particulier à Paris.

Mais ne soyons pas fatalistes ! Même avec un petit budget, si tu es dans la nécessité de prendre un appartement ou une chambre, il y a des solutions pour minimiser les frais. Il existe des aides financières comme la bourse étudiante et/ou les APL (Aide personnalisée au logement) que tu peux cumuler. Les résidences étudiantes proposées par le CROUS sont des chambres à petit prix. Tu peux en trouver par exemple, à 200 € par mois. La contrepartie étant que ces chambres sont souvent de taille très réduite : elles font entre 9 à 12 m^2, avec parfois des espaces communs (douche ou cuisine) à partager avec tes voisins. Pas de quoi accueillir toute ta famille à dîner.

Autre solution : la colocation. Avec un budget également modeste, tu peux avoir un espace de vie plus agréable qu'en chambre du CROUS. La contrepartie est bien connue : c'est le partage ! Cela nécessite d'accepter et d'apprendre à vivre avec les autres au quotidien, ce qui oblige à quelques efforts. D'autant plus que ta/ton/tes colocataire(s) ne partage(nt) pas forcément le même emploi du temps ni les mêmes galères et contraintes que toi en termes de stress, de révisions, de planning...

→ Une question de distance

Deux cas de figure : soit ta famille n'habite pas très loin de la fac qui reste accessible en transport en commun ; soit tu habites vraiment très loin. Dans ce dernier cas, la question ne se pose pas : tu es obligé de te trouver un logement, si possible pas trop éloigné de la fac.

En revanche, si ta famille n'habite pas trop loin, mais que tu envisages d'habiter seul, que vaut-il mieux faire ? Pour répondre à cette question, faisons le point sur les plus et les moins de chacune de ces solutions.

→ Avantages et inconvénients des deux solutions

Quitter le domicile familial ou pas ?

AVANTAGES	INCONVÉNIENTS
Se rapprocher de la fac : si tu quittes la maison de tes parents, c'est théoriquement pour vivre plus près de la faculté. Logique non ? Ainsi, tu gagnes forcément du temps dans les trajets et ça, c'est un avantage non négligeable !	**Des instants de grande solitude :** au contraire parfois, le fait de te retrouver seul le soir dans ton petit espace peut engendrer des petits coups de blues. Ça fait alors du bien de sortir de sa chambre et discuter un peu avec ses parents et/ou frères et sœurs.

AVANTAGES	INCONVÉNIENTS
Avoir son propre espace : parfois dans les périodes un peu stressantes où tu es débordé, c'est difficile de cohabiter avec ta propre famille. Tu as un rythme différent, tu souhaites manger ce que tu veux, tu n'as pas trop envie de parler et ils ne comprennent pas toujours tes humeurs. Dans ce genre de moment, ça peut être un avantage d'avoir ton chez-toi.	**Les courses, la cuisine, le ménage** et toutes les autres tâches ménagères seront pour ta pomme, tu ne pourras rien déléguer. Et ça risque de temps à autre, voire souvent, de t'agacer. Le manque de temps et le stress te feront tout délaisser. Le risque ? Tu vis dans un bordel monstre et tu manges n'importe quoi tous les jours, avec quelques kilos en plus sur la balance.

Le témoignage de Marine

« La colocation pour vivre à côté de la fac. »

« La faculté de Lyon-Est se trouvant à environ une heure et quart de trajet de chez mes parents, nous avons pris la décision de me prendre un petit studio. Ce qui me faisait trop plaisir ! Enfin l'indépendance et la liberté ! Mais à quel prix ? Les loyers étant très élevés à Lyon, j'ai dû trouver un compromis : j'ai vécu en colocation avec une amie du lycée dans un petit appartement de 25 m^2 avec une seule chambre, que ma gentille coloc' m'a laissée. Nous habitions à 5 minutes à pied de la faculté et 10 minutes de ma prépa : tellement pratique ! J'ai pu gagner beaucoup de temps de sommeil, et pour une dormeuse comme moi, ça n'a pas de prix !

Cependant cette cohabitation n'a pas été simple, surtout pour ma coloc. Je rentrais parfois très tard, nous ne mangions que rarement ensemble et n'avons pas vraiment profité de moments de complicité. Ma famille aussi me manquait, mais je rentrais un week-end sur deux en Bourgogne. »

Rester chez ses parents ou pas ?

AVANTAGES	INCONVÉNIENTS
Moins de frais : comme on l'a expliqué plus haut, vivre chez tes parents leur évite de débourser un budget qui peut être conséquent. Ce qui peut servir à te payer une prépa ou mieux… un voyage de rêve après une année bien difficile.	**La tentation :** tu pourrais facilement te laisser tenter par des distractions que tu n'aurais pas forcément dans ta chambre étudiante, comme te poser devant la télé, faire de la musique avec ton piano ou ta guitare, ou rester un peu trop longtemps à papoter à table.
Le confort du chez-soi : tu peux continuer à ouvrir un frigo qui ne ressemble pas un mausolée, continuer à manger des plats chauds, éviter d'enchaîner repas de pâtes sur repas de pâtes, avoir du linge propre qui sent bon l'adoucissant. Mais surtout, tu vas profiter du soutien de ta famille dans les moments difficiles.	**Des sorties moins faciles :** pour les années qui suivent la 1re année, forcément tu veux goûter à la vie d'étudiant et ses soirées. C'est forcément plus compliqué lorsque tu vis chez tes parents, que lorsque tu vis au cœur de l'action !

Pour conclure, il n'y a pas de bonne ou mauvaise solution (ou situation) ! Ce choix relève du cas par cas, cela dépend de tes envies, ton tempérament, ta personnalité et tes moyens.

Le témoignage d'Aviscène

« Une heure de trajet aller, une heure de retour. »

« Mon cas fut assez particulier, mais il est aussi celui de beaucoup d'étudiants. Je n'habitais pas assez loin de la fac pour être obligé de devoir prendre un logement, mais en même temps j'étais assez loin pour avoir une heure de trajet. Cette situation n'est pas un frein à la réussite ! Même si deux heures de trajet c'est parfois long, c'est aussi un temps où tu peux ne penser à rien et ça fait du bien. Ou au contraire tu peux lire les cours auxquels tu viens d'assister, puisqu'après tout il n'y a que ça à faire.

Mais avec le temps, on s'en lasse très vite. Pendant trois ans, j'ai pris les transports en commun. Ce qui m'a rendu barge. Jusqu'au moment où j'ai eu mon permis et là, ça a été la libération. Mon temps de trajet est descendu à une demi-heure en voiture, au chaud et avec ma musique. Alors un conseil, passe ton permis ! »

Chapitre 3

TE PRÉPARER AVANT ET PENDANT LA 1re ANNÉE

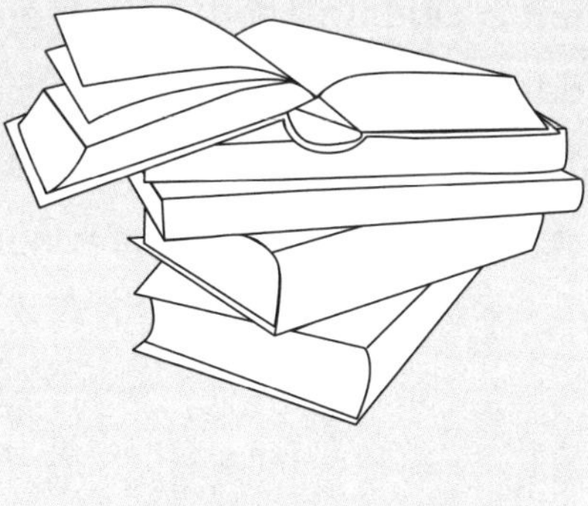

Pour bien démarrer ton parcours en médecine ou dans une autre filière de santé, tu as encore certainement quelques réglages à faire. En particulier adopter la bonne stratégie de travail et être soutenu. Pour cela, tu peux être aidé de différentes façons : cela peut être le tutorat qui est proposé dans ta fac durant la 1re année, ou t'inscrire dans une école privée comme le font beaucoup d'étudiants qui se lancent dans ces études, ou pourquoi pas, pendant la terminale, commencer à découvrir par toi-même certains cours de médecine, ou t'inscrire dans une prépa privée… À toi de trouver celle qui te correspond le mieux. Dans les pages qui suivent, on te donne certains repères.

COMMENCER DÈS LA TERMINALE : BONNE OU MAUVAISE IDÉE ?

Certains lycéens s'interrogent sur le fait de commencer des cours de médecine (études de santé) dès l'année de la terminale. Histoire de prendre un peu d'avance sur le programme à travailler l'année d'après, de se familiariser avec des matières assez complexes et un rythme de travail soutenu. Bon pourquoi pas, il y a différentes approches sur ce sujet, avec des arguments dans les deux camps...

→ Étape par étape

Tu es en terminale, et tu as donc déjà le bac à passer en fin d'année, avec pas mal de devoirs et de révisions à effectuer. Alors certes ce n'est pas l'équivalent de ce qu'il faudra fournir l'année suivante pour les études de santé où le travail est plus intense. Cependant, à ton niveau, c'est déjà pas mal ! Essaie d'abord de réussir au mieux ton année, tout en apprenant dès maintenant comment travailler efficacement.

Si jusqu'à maintenant tu étais du genre « poil dans la main », nous te conseillons de changer et de prendre de bonnes habitudes : travailler régulièrement sans accumuler de retard, trouver une méthode de travail qui fonctionne bien pour toi, et éventuellement t'entraîner à faire des fiches pour le bac. Cette mise en route sérieuse peut déjà t'aider pour ta 1re année universitaire.

→ Si tu as envie de prendre de l'avance

En revanche, si tu es bien organisé et que tu es disposé à prendre de l'avance dès la terminale en débutant des cours des études de santé, pourquoi pas ! Cela peut paraître d'autant plus pertinent à certains qu'en 1re année du parcours PASS, le redoublement est impossible (à moins que tu prennes une autre option par le biais d'une licence pour intégrer médecine). Mais alors, comment s'y prendre ? Tu peux commencer par trouver quelqu'un venant de réaliser la 1re année et qui est prêt à partager ses cours et ses annales.

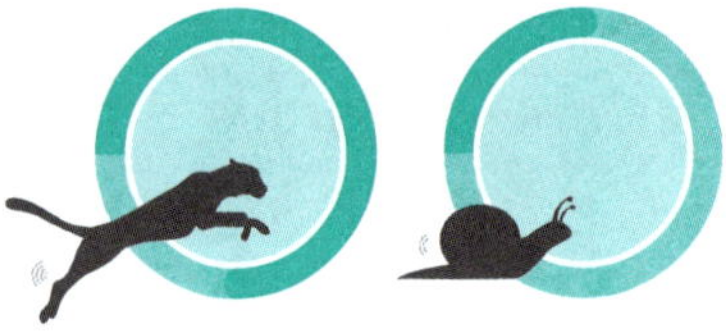

Évidemment quelques détails changent d'une année sur l'autre, mais la base reste la même.

Une alternative : débuter doucement en t'initiant aux matières santé sur des livres de référence à la faculté. Par exemple, tu peux commencer à découvrir les statistiques, l'histologie, la biologie cellulaire. Ou encore l'anatomie sur les fameux atlas.

→ Suivre les cours d'une école privée

Enfin, sache que des écoles privées proposent de travailler la 1re année des études de santé dès la terminale. En plus de ton travail au lycée, il s'agit donc de suivre des cours dans un établissement privé. Leurs arguments pour te convaincre sont nombreux : acquérir une méthode de travail efficace, avoir un avantage sur les autres avec un socle de connaissances, être opérationnel dès la rentrée en fac.

Pour être franc, cette éventualité peut être intéressante si et seulement si tu as une grosse capacité de travail, et si tu en as vraiment envie. Suivre des cours en plus du lycée demande beaucoup de temps et d'énergie, il faut donc être très motivé. Car finalement, tu te retrouves avec un emploi du temps bien chargé, avec par exemple des cours de l'école privée les samedis après-midi et certains jours de vacances (chaque école a ses propres formules). Inutile de te lancer dans une telle démarche si c'est pour faire plaisir à tes parents, d'autant plus que ces cours ne sont pas gratuits (cf. page 78).

Pour conclure, si tu ne te sens pas prêt à prendre de l'avance en terminale, ne t'inquiète pas. Essaie plutôt de travailler assidûment et suffisamment. Et surtout, profite de ton année avec tes amis avant que les choses sérieuses ne commencent ! Peu importe que tu saches déjà ou pas ce qu'est un réticulum endoplasmique… Maintenant il n'y a pas de règles. Si tu souhaites emmagasiner un maximum de connaissances et acquérir de nouvelles techniques de travail pour être plus à l'aise en 1re année universitaire, alors fonce !

UNE PRÉPA PRIVÉE POUR RÉUSSIR ?

Avant même d'entrer en fac de médecine, tu vas sans doute être sollicité par de nombreuses prépas privées. Les journées portes ouvertes, les journées d'inscription, mais aussi les premiers jours de l'année universitaire sont autant de moments où tu es interpellé par des personnes qui te vendent ces fameuses prépas. Si tu connais un peu de monde en médecine, tu as sûrement déjà entendu parler de leur existence.

→ Que sont ces prépas ?

Ce sont des organismes privés qui proposent une forme de « soutien scolaire » pendant ta 1re année. Dans ces écoles, les cours sont donnés par des étudiants en année supérieure, des médecins, des professeurs doctorants en chimie, physique... pour faire le point sur ce qui a été vu à la faculté. Tu peux demander à l'école la liste des enseignants et leur qualification. Les cours sont généralement organisés en petits groupes d'étudiants à qui l'on donne des polycopiés afin d'avoir des supports pour travailler. Il y a en plus des exercices, des questions, et des QCMs pour s'entraîner. Des examens blancs, des colles sont aussi proposés.

La réforme des études de santé étant toute nouvelle, il est encore difficile de savoir comment se sont adaptées les écoles privées. Mais d'après nos informations, elles proposent surtout un soutien aux étudiants qui prennent le parcours PASS, mais aussi un soutien pour les cours des disciplines « accès santé » du parcours L.AS.

Ces écoles sont présentes dans la plupart des villes universitaires, généralement pas très loin de la fac. Différents types de soutien sont proposés, avec une inscription à la carte en fonction des programmes et des cours que tu as l'intention de suivre. Certaines écoles proposent de commencer à travailler dès la terminale, en donnant des cours les samedis, ou certains jours de vacances.

Tu peux aussi éventuellement opter pour une prérentrée, avec des cours qui commencent vers la mi-août. Cela permet aux étudiants de se familiariser avec les disciplines qui seront développées à la fac.

La plupart des prépas proposent aussi un accès aux ressources en ligne, avec des cours, des QCMs et leurs réponses avec des explications, depuis ton canapé, 7 jours sur 7, 24 heures sur 24. Pour avoir plus d'informations, le mieux est d'aller les rencontrer, elles organisent souvent des journées portes ouvertes, à différents moments de l'année, comme un peu avant l'ouverture de Parcoursup.

Le témoignage de Marine

« La prépa et le tutorat ont été complémentaires. »

« Je ne remercierai jamais assez mes parents qui m'ont payé une prépa privée pour m'accompagner en 1re année. Je conseille d'ailleurs de faire la prérentrée qui m'a permis d'être à l'aise, de moins stresser et de faire des rencontres avant la vraie rentrée. Ces filles-là sont restées mes amies pendant toute la fac et encore aujourd'hui ! N'est-ce pas H., V., M. ? De plus, les colles et examens blancs m'ont fait énormément progresser. La prépa offrait aussi un lieu approprié pour réviser avec mes camarades, même si parfois il y avait du bruit. Il est important de bien choisir sa prépa en fonction du lieu, des locaux (du calme) et des offres. À côté de la prépa, le tutorat proposé par ma faculté était gratuit, j'en ai donc aussi profité. Le gros point positif était de pouvoir s'entraîner à des QCMs rédigés par nos professeurs qui font aussi la correction. J'ai donc ciblé les notions importantes à connaître, tout en me mesurant aux autres. Ce qui peut être encourageant, comme déstabilisant. »

→ Combien ça coûte ?

Les écoles prépas sont des organismes privés donc payants et la concurrence entre les différents établissements fait rage. Le prix n'est pas négligeable, mais il est ajustable en fonction de ce qui est inclus dans les différentes formules. Tu trouves rarement de formule à moins de 1 000 € par an, et cela peut monter jusqu'à 3 000 €, voire plus ! Cela dépend des options que tu prends. Sache que tu peux parfois trouver des tarifs préférentiels à certains étudiants qui ne sont pas aisés financièrement. Consulte les sites de ces écoles, on pourrait par exemple te proposer un tarif réduit si tu es boursier et si tu obtiens la mention TB au bac. À toi de te renseigner. Mais soyons clairs, ces organismes ne sont pas pour autant des associations de bienfaisance !

→ La clé du succès ?

Décrit comme ça, tu penses peut-être que ces prépas sont la clé pour réussir. Tu te trompes. Adhérer à ce genre d'organisme n'assure pas ta réussite, car tout dépend de toi. Un arc et une flèche dans les mains d'un maladroit ne lui serviront pas à grand-chose. Une prépa peut t'aider à t'améliorer et t'amener vers le succès, si tu utilises intelligemment les ressources qu'elle t'offre et surtout si tu bosses, tu bosses, tu bosses.

Avantages et inconvénients de la prépa privée

AVANTAGES	INCONVÉNIENTS
• Tu as des supports de cours et d'exercices fiables. • Tu peux refaire le point en cours sur des éléments difficiles et poser tes questions. • Tu peux te confronter aux autres lors des colles et examens blancs. • Dans certaines prépas, tu peux aussi profiter du lieu pour réviser, dans un cadre calme et adéquat. Tu peux éventuellement créer un groupe de travail avec les autres élèves de la prépa.	• Le prix, parfois très élevé. • C'est chronophage. Assister aux cours de la prépa, aux examens blancs, ça prend du temps. Un temps précieux que d'autres personnes utilisent très bien pour réviser de leur côté, à leur manière et très efficacement. • Trop de cocooning tue le cocooning. Tu n'es plus au lycée. Tu deviens grand, les années passent et il va falloir apprendre à te débrouiller seul pour réussir. Ces prépas peuvent avoir comme revers de la médaille d'endormir ton esprit de conquérant.

À la suite de cette présentation, tu te poses peut-être une question : « Si je n'ai pas les moyens pour passer par une de ces fameuses prépas, comment je fais ? » Existe-t-il un autre moyen d'obtenir du soutien et de l'entraînement ? La réponse est oui et elle s'appelle le tutorat.

LE TUTORAT, UN VRAI PLUS

Heureusement, il n'existe pas que les prépas privées comme moyen d'aide pour progresser en 1re année. Il existe aussi une sorte de soutien scolaire proposé et géré par l'association étudiante de la fac : le tutorat. Cependant les moyens ne sont

pas les mêmes que dans une école privée, le nombre d'inscrits non plus d'ailleurs (il y a du monde !). L'offre est donc différente, mais tout de même intéressante. Le tutorat est un bon moyen pour faire le point sur certains cours et même un très bon moyen pour s'entraîner. Avec la récente réforme des études de santé, il nous est difficile de connaître précisément l'organisation du tutorat qui devrait surtout s'appliquer aux étudiants de 1re année PASS. Selon les facultés, le tutorat est proposé pour des matières de l'option « accès santé » en L.AS.

→ Qu'est-ce que le tutorat ?

Le tutorat est géré par l'association étudiante de la faculté dans le but d'aider les étudiants en 1re année et de les entraîner. En général, il ne propose pas de cours à proprement parler sur toutes les matières, mais principalement sur celles qui nécessitent le plus d'explications et d'entraînements comme la biophysique, la chimie et les statistiques. Mais une nouvelle fois, l'organisation du tutorat change d'une fac à l'autre : à toi de bien te renseigner auprès de ton université.

→ Quels services sont proposés ?

Ils peuvent être de plusieurs types comme :

- **Des cours dispensés par des étudiants des années supérieures,** le plus souvent une fois par semaine. Ils sont généralement relus et validés par les professeurs eux-mêmes. Chaque séance de tutorat est l'occasion de refaire un point rapide sur un chapitre de la matière et d'enchaîner directement sur quelques exercices pour s'entraîner.
- **Des supports papier** contenant un résumé de cours ainsi que des feuilles d'exercice, qui sont remis aux étudiants. Cela peut être utile de les ressortir pendant les révisions pour mieux maîtriser le sujet. Ces supports sont rédigés par les étudiants de 2e ou 3e année travaillant au tutorat. Ceux qui écrivent ont été dans ta situation l'année précédente, ils savent donc ce qui pose le plus problème. Ils vulgarisent le cours comme ils le peuvent pour t'aider au mieux !
- **Des examens blancs** ou des colles peuvent être aussi organisés. Selon les facs, à une fréquence d'une fois par semaine à une ou deux fois dans le semestre. Cela te permet de te confronter à toi-même et d'évaluer tes connaissances. Ces examens blancs et colles sont aussi validés par les professeurs, à noter que certains QCMs engendrent parfois de grands débats entre les élèves.
- Autre service proposé : **un parrainage individualisé** pour ceux qui le souhaitent. Cela signifie qu'un étudiant en année supérieure peut t'aider de façon personnalisée.

➜ Combien ça coûte ?

C'est très accessible ! Le tutorat est fait pour que tous les étudiants puissent avoir accès à un soutien scolaire de qualité à un coût minime, sur le principe de l'égalité des chances. Ce service est donc en général gratuit ou alors le prix n'excède pas une centaine d'euros voire un peu plus.

Avantages et inconvénients du tutorat

AVANTAGES	INCONVÉNIENTS
• Le prix. Gratuit ou une centaine d'euros pour une offre pareille, franchement ce n'est pas grand-chose ! • Ce n'est pas très chronophage. En général une séance par semaine d'environ deux heures. • Les cours et exercices sont validés par les professeurs. Tu te rapproches donc des notions que tu pourrais retrouver aux examens. Malin !	• Toutes les matières ne sont pas dispensées. De ce fait tu n'as pas de polys distribués pour toutes les matières, de même pour les exercices. • Dans certaines facs, tu n'as que très peu d'examens blancs comparés aux prépas privées. Le nombre d'inscrits est généralement important, et cela peut être compliqué d'en organiser souvent. • Il y a parfois du monde et cela peut être alors plus compliqué de poser tes questions. Mais tout dépend de la fac, parfois ce sont plein de petites classes avec plein de « petits professeurs » (en réalité, des étudiants des années supérieurs) et parfois tout se fait en amphi.

Finalement, le tutorat reste un très bon outil de soutien. De plus, les réunions se font dans une ambiance plutôt conviviale : l'occasion parfaite pour se faire des compagnons de galère !

Comme tu l'as compris, entre prépas privées et tutorat, l'offre est large. À toi de voir ce qui te convient le mieux. Et si tu ne veux ni de l'un ni de l'autre, tu as le droit aussi ! En aucun cas ces deux outils ne sont les gages de ta réussite.

Le témoignage d'Aviscène

« Le tutorat m'a aidé pour être meilleur aux examens. »

« Quand j'étais en 1re année, c'était encore l'époque du concours de la PACES. J'ai fait partie de ceux qui ont redoublé (eh oui, malgré mon talent incommensurable je ne l'ai pas eu du premier coup). Lors de ma 1re PACES, je n'avais pas fait le tutorat. La 2e année par contre je m'y suis inscrit et j'ai vu une vraie différence. En effet, sur les matières comme la chimie et la physique, j'avais un vrai support d'entraînement. Avant je me contentais juste de lire mes cours, sans être efficace lors des examens qui se présentaient sous forme d'exercices d'application. Grâce au tutorat j'ai pu effectuer des exercices déclinés sur tous les chapitres. J'avais aussi des supports de cours, compréhensibles et adaptés, car écrits par des étudiants. Ils étaient d'ailleurs plus instinctifs que les diapos de mes professeurs. Qui plus est, l'ambiance était bonne, et après les longues heures en amphi, je redécouvrais un peu l'ambiance de classe du lycée qui me manquait. Tout cela était parfait pour mon portefeuille qui n'avait pas les moyens de s'offrir une prépa privée. »

ET CÔTÉ PARENTS

Tu es peut-être étonné de voir figurer dans ce livre un chapitre sur la famille. Mais après tout, quoi de plus normal ! Même si tu rêves de partir de chez toi, tu resteras certainement quelque temps dépendant de tes parents (ne serait-ce que financièrement). Durant les premières années universitaires, un certain nombre de jeunes habitent d'ailleurs encore avec leur famille. Et durant les études de médecine, les parents sont un soutien précieux.

→ D'abord quelques considérations générales

La réussite dans les études supérieures dépend de beaucoup de facteurs, dont le soutien que peut t'apporter ta famille. Financièrement déjà, les études de médecine ont un coût non négligeable, bien qu'elles se déroulent à l'université où l'inscription n'est pas trop chère. Matériel scolaire, transports, logement et prépa privée selon tes possibilités. Par exemple, si ta famille habite dans la ville dans laquelle tu fais tes études, tu aurais à priori un léger avantage par rapport aux autres. C'est souvent plus confortable d'un point de vue matériel, financier, mais aussi affectif. Eh oui, des étudiants habitant loin de leurs proches peuvent avoir plus de difficultés d'adaptation la 1re année. Cependant, l'inverse existe aussi. Certains préfèrent s'éloigner du nid familial : être autonome fait grandir plus vite !

Autre facteur à considérer : avoir un papa dentiste ou une tante cardiologue peut être un atout pendant les études de santé.

Il n'est pas rare que de futurs médecins soient fils ou fille de médecin... Mais là encore les contre-exemples sont fréquents : certains enfants de soignants sont dégoûtés du métier !

Le témoignage de Nicolas

le père d'Adèle en 5e année de médecine

« J'ai eu l'impression de revivre ce que j'avais vécu. »

« Moi-même médecin, quand ma fille s'est lancée dans des études de médecine, j'ai eu tendance à refaire moi-même son parcours, mais de loin... La 1re année fut assez stressante pour moi, avec l'impression de revivre ce que j'avais vécu. Avec ma femme, nous l'avons surtout aidé en lui préparant des plats, en faisant parfois le ménage de son appartement puisqu'elle habitait à 100 kilomètres de la maison. Et en étant présents affectivement, en la soutenant de notre mieux. Maintenant les années avancent, parfois elle me pose une question de cours, ce que j'adore ! Mais elle commence à en savoir presque autant que moi ».

→ Discuter des sujets concrets

La famille constitue un socle qui peut aider à mener et à réussir tes études. Alors, justement comment faire pour que tout se passe au mieux ? Et comment t'organiser pour que ce soutien soit le plus profitable ?

Il serait déplacé de donner des recommandations à ton père ou à ta mère, tout comme il est difficile d'avoir un discours universel destiné à l'ensemble des familles. Notre unique but est de te donner des informations pratiques à aborder avec tes parents.

Les principaux points à discuter sont :

- **L'aide financière de ta famille :** l'inscription en faculté n'est pas très onéreuse, mais avec le logement, les repas, les livres, éventuellement une école privée… finalement l'addition est salée, et parfois trop lourde pour certains parents. Il faut parler clairement de ce sujet avec eux et savoir de quelle façon ils peuvent t'aider. Mieux vaut en discuter à l'avance pour anticiper les choses et trouver les meilleures solutions. En cas de difficulté, vous pouvez par exemple, effectuer des démarches pour obtenir une bourse ou un prêt bancaire.

Le témoignage de Sandrine

la mère de Marine

« En 1re année, on a fait le maximum pour la soulager des contraintes matérielles. »

« Lorsque Marine nous a dit qu'elle souhaitait faire des études de médecine, nous avons fait wouah ! Nous ne sommes pas du milieu médical et nous nous sommes rapidement demandé : comment faire pour l'aider. Sachant que la 1re année est très éprouvante et cruciale. Nous avons donc fait en sorte qu'elle puisse loger à côté de la fac et de la "boîte à colles" afin d'optimiser le gain de temps nécessaire aux révisions. Pour la soulager, il fallait assurer un maximum de contraintes de la vie quotidienne, tâches ménagères, repas, courses, etc. Nous allions donc régulièrement passer une soirée ou un week-end chez elle pour faire un brin de ménage et lui préparer de bons repas. Et, pas-à-pas, elle a trouvé son rythme pour réussir le passage de cette fameuse 1re année d'entrée en médecine. Pendant les cinq ans qui ont suivi, nous l'avons soutenue dans ses moments de doutes, de fatigue, notamment à son retour à la vie estudiantine après l'expérience "Miss France". Désormais elle est interne, nous observons d'un peu plus loin Marine qui s'épanouit dans son métier de médecin. »

- **La recherche d'un logement :** si tu dois trouver un appartement près de la fac, c'est mieux que ta mère ou ton père soient présents pour effectuer toutes les démarches administratives. De toute manière, généralement tes parents doivent se porter garants pour le loyer. Et un coup de main le jour J pour déménager n'est pas de trop.
- **L'entourage affectif :** se sentir soutenu aide surtout dans les coups de mou qui surviennent par moment. Mais attention les parents ne doivent pas être trop envahissants ni trop lourds... il faut trouver le bon dosage et ne pas craindre d'en parler avec eux si ce « dosage » ne te satisfait pas. Tes parents ont désormais en face d'eux un étudiant et non un lycéen... et toi tu n'es plus un ado !

Enfin, même si tes parents peuvent t'aider sur certains aspects, c'est bien sûr toi et toi seul qui doit fournir le travail. Et, quel que soit ton environnement familial, ton premier moteur est ta détermination.

Le témoignage de Ouarda

la mère d'Aviscène

« J'ai partagé son stress, tout en l'encourageant. »

« Quand mon fils a eu son bac, il est parti en médecine, car il voulait faire ce métier depuis longtemps. J'étais très contente de son choix. N'étant pas du milieu médical, je trouve que c'est un merveilleux métier. La 1re année a été difficile, avec un stress que je trouvais difficile à gérer pour lui. En tant que maman j'ai partagé ce stress avec lui, mais j'ai essayé de l'aider comme je pouvais, en lui montrant mon amour, en l'encourageant, en préparant ses repas, etc. Les années suivantes ont été plus simples à vivre. Je voyais que mon fils aimait ce qu'il faisait et ça me permettait d'être sereine. J'ai continué à l'encourager jusqu'à aujourd'hui, en étant toujours présente dans les moments importants, par exemple, au moment où il a choisi de faire médecine générale. Aujourd'hui sa petite sœur est en 4e année de médecine et le parcours de son frère m'a bien aidée pour mieux la comprendre et savoir lui apporter mon soutien. Et je suis aussi plus confiante et plus rassurée, car son frère est un très bon coach pour elle. En tout cas, malgré les difficultés, j'ai vécu une très bonne expérience de vie, et j'en sors grandie. »

C'EST DU VÉCU !

- La veille des épreuves de fin de 1re année de médecine qui se déroulaient sur deux jours, Rose a senti l'angoisse monter. Elle a contacté sa mère qui habitait à plus de 80 kilomètres. Après son travail, sa mère est venue dormir auprès de sa fille, deux soirs de suite. Pour un résultat positif au final !

- En 1re année, Paul ayant ses partiels début janvier, ses parents ont passé une partie de la soirée du 31 décembre avec lui dans son appartement. Un rapide dîner de réveillon fut improvisé. Puis Paul est retourné réviser, et ses parents sont allés au cinéma, pour ensuite dormir chez leur fils.

- Lors du mariage de Clémentine qui a passé le concours de l'internat (ECNi) il y a six mois, son père a prononcé le traditionnel discours pour les jeunes mariés. Son soutien pour sa fille fut tel durant la préparation du concours, que le jour du mariage, son discours fut presque entièrement centré sur les ECNi et la manière dont sa fille et lui-même les ont vécues. Le mariage est souvent un événement propice à certaines confessions !

L'AMBIANCE EN FACULTÉ DE MÉDECINE

Peut-être connais-tu déjà la réputation des facultés de médecine ? Si ce n'est pas le cas, nous allons tout te dire ! Prépare-toi à devenir un vrai carabin ! Au-delà de la difficulté de ces études, tu risques de pas mal t'amuser et de bien rigoler ! Tu fais de belles rencontres tout en découvrant l'ambiance carabine. Non, il ne s'agit pas de la fête foraine, quoi que… En effet, les études de médecine ont la réputation d'être assez « folkloriques », car il existe des traditions qui se perpétuent d'année en année, bien que maintenant, dans la plupart des facs, ce soit devenu beaucoup plus « calme » qu'avant. Les anciens te disent « qu'avant, c'était le bon temps ». Mais si tu t'engages dans le parcours PASS, tu vas certainement connaître cette ambiance un peu particulière dès la 1re année.

LE DICO DU CARABIN

Amphi : l'amphithéâtre, une salle parfois gigantesque, qui peut facilement faire 600 places, dans laquelle tu as cours. Des rangées et une estrade en bas, où donne cours le professeur. C'est un peu le théâtre de la fac ! En revanche, les bancs sont généralement en bois et non en velours, moins confortables qu'au théâtre.

BU : cela paraît tout bête, mais c'est toujours bon de le rappeler, car c'est un peu ta deuxième maison pendant une partie de tes études : la bibliothèque universitaire.

Carabin : l'étudiant en médecine, dans toute sa splendeur.

Colles : les séances d'entraînement aux examens proposées par ta faculté ou l'école de prépa privée. Il y a en dans chaque matière.

Corpo : l'association étudiante de ta faculté qui a des locaux parfois très sympathiques au sein de la fac, où l'on peut se retrouver. C'est grâce à elle que peuvent être organisés des voyages, des soirées ou des événements réservés aux étudiants. La corpo participe aussi à la publication des cours qui ont été dispensés par les profs, que tu peux acheter pour pas très cher.

CROUS : pour Centre régional des œuvres universitaires et scolaires. Cet organisme public permet d'aider tous les étudiants d'un point de vue matériel, en proposant par exemple, des chambres aux boursiers. Il est pour tous les étudiants, et pas spécifique à ceux qui suivent des études de médecine ou liées à la santé.

Faluchard : un étudiant affilié à une association étudiante et qui porte la faluche. Être « faluchard » n'est pas toujours bien vu : ces étudiants sont corporatistes et surtout fêtards. Ils entrent dans l'association via de véritables « rites de passage » et tissent des liens très forts entre eux.

Faluche : la coiffe (qui ressemble à un béret) des faluchards, couverte de pin's ayant des significations bien précises. Exemples : le chameau mis à l'endroit signifie que le porteur est célibataire, à l'envers son cœur est pris !

QCM : Question à Choix Multiples (ou QRM pour Question à Réponses Multiples). Il s'agit du mode de questions fréquemment utilisé en études de santé pour les examens. Tu dois choisir les réponses vraies ou fausses parmi plusieurs propositions.

RU : le restaurant universitaire, vers lequel tu dois te dépêcher de courir si tu veux espérer avoir du choix et où tu manges pour quelques euros. Bon, ce n'est pas le Ritz, mais ça dépanne bien et pour le prix on n'a pas à se plaindre !

WED : le week-end de désintégration, alias le week-end de fin d'année (où tu peux réellement te désintégrer, dans le sens t'amuser et te lâcher).

WEI : le week-end d'intégration, souvent un moment assez drôle, étonnant, génial... Cela dépend bien sûr des facultés et de ta susceptibilité !

WESK : le week-end de ski, généralement organisé par la corpo.

Pour en savoir plus : voir le lexique en fin d'ouvrage.

→ L'amphi : une fourmilière

D'une manière générale, entrer en faculté c'est basculer dans un autre monde, totalement différent du lycée. Personne (ou presque) n'est là pour te surveiller : tu peux venir, ou ne pas venir en cours magistral. C'est à toi de te gérer, comme un grand. Mais si tu as envie de réussir, il va falloir t'imposer ! En France, le nombre total de nouveaux bacheliers qui s'inscrivent en 1re année d'études de santé (anciennement PACES) est estimé à environ 40 000.

Quand tu arrives enfin à trouver l'amphi parmi tous les bâtiments du campus, et que tu le découvres pour la première fois, ça peut être très impressionnant : jusqu'à 500 voire 600 places assises ! Celles au fond de l'amphithéâtre sont souvent occupées par les étudiants les plus « agités ». À toi de décider si tu as envie de rigoler ou si tu veux être sérieux ! L'avantage du premier rang, même si « ça fait fayot », est de pouvoir bien suivre le cours et de prendre des notes sans être trop embêté.

Il faut savoir qu'en 1re année de faculté de médecine, les professeurs donnent leur cours dans un des amphis, qui est retransmis par visioconférence dans les autres. C'est donc un peu la guerre pour accéder à l'amphi où est le professeur : premier arrivé, premier servi ! Cependant dans certaines facs il existe des systèmes d'attribution de places, qui permet de créer une certaine équité, en faisant tourner les étudiants dans les différents amphis, selon les semaines.

Aujourd'hui, le redoublement n'étant plus possible par le parcours PASS, l'ambiance en 1re année est certainement plus calme que celle qui existait auparavant. Cependant certaines « habitudes » et « traditions » persistent. Les étudiants ont leurs petits rituels, comme celui de hurler certaines syllabes : « Les ions, ion ion ion ionnnnnnn » par exemple, lorsque le professeur en parle. Ils poussent même parfois des cris d'animaux ! Et si tu as le malheur d'être en retard dans l'amphi, tu n'échappes pas aux sifflets et aux remarques. Sur YouTube, tu peux voir des vidéos qui te montrent cette fameuse ambiance ou si tu préfères le cinéma, dans le film *Première Année*[1].

Même si cette ambiance peut être pesante par moment, d'autres fois elle t'apporte aussi de gros fous rires, et pour finir tu en gardes de bons souvenirs. En résumé, dans l'amphi c'est un peu la jungle où tu dois te faire une place. D'ailleurs, « qui va à la chasse, perd sa place ». Si tu veux garder ta place dans l'amphi, demande à tes amis de la réserver ou arrive un peu avant l'heure.

En parlant de rencontres : si tu ne connais personne dans ta nouvelle faculté, ne t'inquiète pas, tu vas rencontrer beaucoup de monde dont certains deviennent tes amis, voire ton groupe de travail ! Tu les vois à la fac, et parfois même à la prépa privée, ou à la BU. C'est important d'avoir un noyau solide de quelques amis pour s'entraider et se soutenir dans les coups de mou.

Le témoignage d'Aviscène

« Mes potes de galère. »

« Quand j'étais en 1re année, c'était encore l'époque de la PACES. Je suis arrivé un peu seul dans cette jungle qu'était la 1re année. Elle a été difficile et malheureusement je l'ai redoublé (on pouvait le faire à l'époque). Cependant, arrivé en P1 carré (= c'est comme ça qu'on appelait la 1re année

1. Film français réalisé par Thomas Lilti en 2018.

quand on la redoublait), je me suis fait plein d'amis de galère. L'ambiance était top ! On rigolait bien et en même temps on bûchait à mort pour réussir. Au final, parmi ces amis de galère, je me suis fait un groupe de potes que j'ai gardé jusqu'à la fin de mes études ! »

FAUT-IL VOIR LE FILM *PREMIÈRE ANNÉE* ?

Ce film du réalisateur Thomas Lilti, sorti en salle en 2018, relate l'histoire de deux étudiants en 1re année de médecine. Deux étudiants aux chemins de vie et aux ambitions différents. D'un côté un fils de médecin ayant des facilités et connaissant les codes pour réussir, mais peu motivé par la profession. Et d'un autre côté, un triplant issu d'un milieu étranger à la médecine, et ne vivant que pour réaliser son rêve de devenir toubib !

Le film est plutôt réaliste, excepté la fin qui est très romancée. Cependant, attention nous tenons à nuancer nos propos. Il correspond à ce qui existait en 1re année avec la PACES. Le concours avec le numerus clausus a aujourd'hui disparu... même si le passage en 2e année de médecine reste sélectif. Les choses ont donc changé. Néanmoins, l'ambiance, les amphis, la bibliothèque, le restaurant universitaire, la quantité de travail, les matières abordées restent fidèles à l'univers de la 1re année ! De ce fait, si tu désires avoir un petit semblant d'aperçu de ce qui peut t'attendre, pourquoi pas te caler dans ton fauteuil et lancer le film ?

Bon à savoir

À noter qu'Aviscène a fait une vidéo sur sa chaîne YouTube où il parle du film *Première Année* et le compare à la réalité. Si tu désires un peu plus de détails sur le sujet, nous t'invitons à aller la voir ! Voir la vidéo d'Aviscène au sujet de ce film : www.youtube.com/watch?v=HjwpKNyVMBU

→ *Party or not* ?

En 1re année et pendant tout ton cursus, les soirées sont d'actualité : soirée d'intégration des premières années, soirée post-partiels, Carnaval, soirée de la Saint-Patrick, Gala de médecine de la faculté... et on en passe beaucoup ! Tous les prétextes sont bons pour faire la fête.

Bien que certains n'osent pas participer à ces soirées de peur de prendre du retard dans leurs révisions, c'est l'occasion rêvée pour rencontrer tes camarades de promo et de lâcher un peu la pression, ce qui est appréciable de temps à autre.

Attention cependant à ne pas en abuser : on ne révise jamais très efficacement un lendemain de soirée ! On a testé !

Tu découvres aussi les fameux chants paillards dont les paroles, douteuses, te marqueront à vie : tous les carabins les connaissent. Tu apprends aussi à danser (gesticuler serait le mot plus approprié peut-être) sur la fameuse chanson « Les Lacs du Connemara » de Michel Sardou. Tu en gardes des souvenirs marquants, voire inoubliables !

Le témoignage de Marine

« La journée d'intégration : un bon souvenir ! »

« J'avais une grande appréhension du bizutage en faculté de médecine. J'avais entendu des horreurs qui forcément ne me donnaient pas envie d'y participer, surtout lorsque tu es une fille... Finalement mes copines m'ont convaincue et c'est vrai que j'avais envie de m'intégrer dans une ville où, à l'époque, je ne connaissais pas grand monde. Le principe de la journée a été de faire un après-midi de jeux et de défis assez drôles, ponctués de chansons paillardes, du "ventre qui glisse" à "faire un bisou à un poumon" puis d'aller se balader déguisés en ville. Rien de bien méchant et finalement un bon souvenir. J'ai apprécié le fait que les organisateurs ne nous obligent pas à faire des choses qu'on ne voulait pas. Le respect avant tout. »

→ L'esprit de compétition

Le plus difficile finalement en 1re année et pendant ton cursus est une certaine ambiance de compétition, car même si aujourd'hui le numerus clausus n'existe plus (on parle désormais de numerus apertus), tous les étudiants inscrits dans les parcours PASS et L.AS ne seront pas sélectionnés en médecine. Même si le discours officiel est de dire qu'il n'existe plus de concours, il demeure une sélection, en apparence plus « soft ». La preuve : avec le parcours PASS par exemple, ceux qui ont les meilleures notes en fin de 1re année sont assurés de passer en 2e année. Les autres qui ont n'ont pas des notes suffisantes, doivent passer un oral, parfois associé à une épreuve écrite (cf. page 34). La quantité importante de notions à connaître en 1re année, et les suivantes d'ailleurs, stresse beaucoup les étudiants. Ainsi, les groupes ne se mélangent pas tellement et travaillent en équipes restreintes. Ils évitent généralement de partager leurs fiches et leurs trouvailles avec les autres. Malgré tout, les étudiants en année supérieure peuvent éventuellement t'aider à comprendre certaines notions obscures : n'hésite pas à leur poser des questions !

NOTRE CONSEIL : TROUVE TA PLACE ET TON RYTHME DE TRAVAIL

Pas toujours facile de trouver sa place parmi une promotion de centaines d'étudiants. Si tu ne connais personne dans ta faculté, pas de panique ! On ressent toujours ce sentiment d'angoisse le premier jour de la rentrée, mais ça s'arrange toujours. Grâce aux cours, aux colles et aux soirées, tu fais forcément des rencontres. Attention cependant à ne pas vouloir t'intégrer à tout prix : ne te force pas à participer au WEI ou aux soirées si ce n'est pas ton truc !

LES 6 GRANDS CHAMBOULEMENTS DES ÉTUDES DE MÉDECINE

Le secondaire et les études supérieures sont deux mondes totalement différents, d'autant plus si tu pars en fac ! En effet dans certaines écoles, on retrouve un système assez similaire avec l'organisation du lycée. En prépa, dans les IUT, BTS, on est souvent en classe avec des journées pleines, des devoirs et du contrôle continu avec interros, etc. Mais les études de médecine sont très différentes. En plus de ce que nous détaillons dans les autres pages, voici en six points ce qui marque la vraie coupure avec le lycée !

1 La prise de note

Terminés les cours dans lesquels le prof dicte gentiment et lentement ce qu'il faut noter et apprendre, parfois même en insistant sur les points importants. En amphi, tu es avec un professeur qui parle parfois aussi vite qu'un commentateur de foot. Souvent il parle sans faire aucune nuance dans ses propos entre ce qui est important ou pas à noter. À toi de prendre un maximum d'informations et de faire le tri par la suite (voire pas de tri du tout !). Sauras-tu relever le défi et écrire plus vite que ton ombre ?

Le témoignage d'Aviscène

« J'écrivais tellement vite que je n'arrivais pas à me relire. »

« En 1re année, je prenais les cours à la main en amphi. Je n'ai jamais autant vidé de stylos billes. À vrai dire je ne savais même pas qu'un stylo bille pouvait se finir ! J'écrivais tellement vite, qu'en révisant je n'arrivais plus à me relire. Quelle galère ! C'est là que j'ai compris pourquoi les médecins avaient une écriture illisible. Dans tous les cas si tu penses que tu n'arriveras pas à te relire en écrivant à 200 km/h, envisage de prendre tes cours à l'ordi (si tu en as un !), voire d'enregistrer certains cours sur un dictaphone lorsque la cadence du prof est trop rapide. »

2 Des questions ? Pas de réponses !

Tu imagines bien que dans un amphi d'environ 500 personnes, tu ne lèves pas la main pour poser une question en plein cours ! En fac, il arrive que l'on sorte de certains cours avec des points d'interrogation plein la tête. C'est à chacun d'apprendre à se débrouiller pour trouver les réponses. Avec tes camarades, dans les livres ou alors tu peux t'aider du tutorat ou de ta prépa privée si tu en as une.

❸ Finies les interros

Même si elles pouvaient être barbantes, elles permettaient d'apprendre de manière régulière. De plus quand tu étais encore évalué avec des interrogations, tu pouvais encore te rattraper sur certaines pour sauver ton trimestre. Maintenant une seule échéance compte, c'est le jour des partiels. À toi d'être prêt le jour J !

❹ Se familiariser avec le vocabulaire médical

Chaque profession a son jargon, et celui des médecins est très riche. À commencer par plein de noms propres, comme la maladie de Parkinson, le signe de Lasègue (qui aide à diagnostiquer une sciatique), ou le cul-de-sac de Douglas (chez la femme, zone située entre l'utérus et le rectum). Il y a beaucoup d'acronymes, comme l'INR (examen sanguin permettant d'évaluer l'effet de certains anticoagulants). Des noms alambiqués, comme histiocytofibrome définissant un type particulier de tumeur. Il y a aussi du latin, comme *post-partum* signifiant « après l'accouchement », ou *patella* pour l'os de la rotule. Et beaucoup de termes anglais, comme *peak-flow* : en français débitmètre de pointe. Sans parler de tous les noms de médicaments qui se ressemblent plus ou moins ! Mais rassure-toi, tu as de nombreuses années devant toi pour te familiariser progressivement avec tout ce nouveau vocabulaire.

Le témoignage d'Aviscène

« Le muscle Karédélombe. »

« Quand j'étais en 1re année, un de mes premiers cours était sur l'anatomie du membre inférieur. Je me souviens du professeur énumérant toute une série de muscles. J'écrivais les choses de la manière dont je les entendais. Je me souviens un moment donné avoir écrit quelque chose du genre "le muscle Karédélombe et le tenseur du Faciatala". La bonne prise de note devant être : "Le muscle carré des lombes et le muscle tenseur du *fascia lata*". Ça n'a rien à voir. Et ce n'est pas un cas isolé dans mes cours ! Rien de dramatique, ça se corrige rapidement lorsqu'on se pose pour réviser ! »

5 Des semaines plus « light », en apparence

En fac, les semaines sont plutôt courtes et même les journées. Grosso modo tu n'as cours que par demi-journée, parfois tu enchaînes matin et après-midi. Tu es à la fac quatre à cinq jours maximum dans la semaine. Mais ne crois pas que tu peux en profiter pour mener une double vie ! Les demi-journées de libres ne sont pas de trop pour assimiler tous les cours !

6 Un nouveau calendrier de vacances

Au revoir les vacances de deux semaines tous les deux mois. Dis adieu aux vacances de la Toussaint, elles n'existent plus. Les vacances de Noël ? Cela dépend de ton année et de ta fac. Parfois les examens sont prévus avant, parfois juste après, et dans ce cas, tu passes Noël un moment sur ta bûche au chocolat et un autre dans tes bouquins. Et l'été ? Les premières années sont plutôt cool. Si tu n'as pas de rattrapage, tu as de très grosses vacances, elles peuvent presque s'étendre de fin mai à mi-septembre ! Mais si tu as des rattrapages, il faut rouvrir les bouquins sur la plage. Cependant, en avançant dans tes études, en devenant externe, tout ça est fini : une partie de l'été se passe à l'hôpital avec quelques semaines de congés.

Chapitre 4

TRAVAILLER EFFICACEMENT

EN 1re ANNÉE ET APRÈS

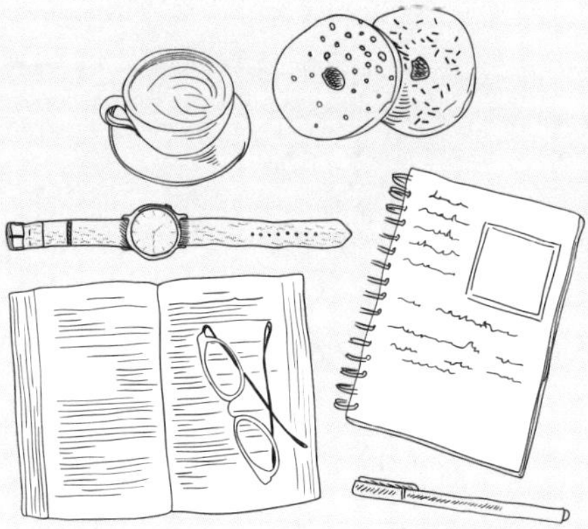

Avant de te lancer dans ton parcours longue distance d'études médicales, tu as encore certainement quelques réglages à effectuer. Pour t'y aider, les chapitres qui suivent détaillent des points pratiques et concrets : travailler seul ou en groupe, faire des fiches (ou pas), s'exercer en effectuant des QCMs... Tout est passé en revue : même le sujet des impasses ou les moments de gros stress jusqu'au jour de l'examen.

UNE OU PLUSIEURS MÉTHODES POUR Y ARRIVER ?

On pourrait répondre de façon un peu caricaturale à cette question en disant qu'il y a autant de méthodes qu'il y a d'étudiants. Il y a ceux qui ne jurent que par les fiches, d'autres par les Post-it collés aux murs de leur chambre, ceux qui mémorisent en récitant tout haut leur cours. Il y a encore les adeptes des plannings, etc.

La terminale peut te servir de terrain d'entraînement pour acquérir des habitudes de travail solides et ta propre méthodologie. Mais si tu trouves une méthode qui convient pour préparer ton bac, il peut être nécessaire de la modifier ou de l'adapter étant donné le changement radical qui t'attend à la fac.

Certaines personnes sont plutôt rapides pour trouver la méthode qui leur convient, d'autres y vont à tâtons et adoptent au fur et à mesure celle qui leur semble la plus adaptée. Cet aspect est sans doute le plus difficile, d'autant plus qu'avec le parcours PASS, le redoublement n'est pas autorisé. Ce qui est cruel et injuste ! Car malheureusement pour certains, c'est après avoir raté les examens qu'ils se rendent compte que leur méthode était inadaptée.

Nous n'allons pas te donner de solution miracle ni de formule méthodologique pour réussir, car cette formule n'existe pas ! Même s'il existe quelques principes incontournables communs à tous les étudiants pour apprendre et réviser leurs cours, il est important de trouver ta propre méthode de travail. Ce qui fonctionne chez un autre peut être infructueux pour toi. **La meilleure méthode est la tienne**, et pas celle de ton voisin, même si tu as l'impression que c'est la plus stylée de la fac.

La preuve, nous deux, Marine et Aviscène (et les autres étudiants qui témoignent dans cet ouvrage), nous n'avions pas la même manière de travailler et pourtant, aujourd'hui nous sommes confrères.

4 BONNES HABITUDES À PRENDRE

Maintenant que tu es engagé dans les études de médecine, ou dans une filière de santé, mieux vaut adopter de bonnes habitudes dès le début pour tenir le cap. Les années ne se ressemblent pas forcément, néanmoins tu as besoin de quelques bases solides sur lesquelles tu peux te reposer pour avancer sereinement dans ton cursus. Évidemment, il y aura toujours des écarts. Il ne s'agit pas d'avoir une vie de moine ni de devenir psychorigide. Cependant on peut te conseiller d'avoir en tête des repères pour t'aider à tenir le rythme.

❶ S'accorder des temps de repos et bouger son popotin !

Nous souhaitons préciser en premier lieu que les études de médecine sont longues, difficiles et engendrent pas mal de pression. On te conseille donc de prévoir des temps de repos, de détente, mais aussi de dépense physique pour faire redescendre la tension. Que ce soit à l'échelle d'une journée en prenant des « récréations », ou à l'échelle du mois en t'accordant un week-end. À côté de ces moments de détente, on te recommande de faire régulièrement une activité physique. Eh oui, quoi de plus sédentaire comme activité que les hautes études. Des heures passées sur les chaises d'amphi, puis des heures sur celles de la bibliothèque, bonjour les escarres et les kilos en trop ! Il faut savoir se bouger un peu pour éviter de devenir un meuble. Pas besoin de viser un niveau olympique, un peu de jogging, du vélo, ou même juste un peu de corde à sauter dans ton appart, c'est suffisant !

Le témoignage de Marine

« J'achetais presque tous les jours un paquet de bonbons. »

« Ado, j'ai toujours fait beaucoup de sport : athlétisme, gymnastique... Mais en 1re année de médecine, j'ai tout arrêté pour me libérer un maximum de temps pour travailler. Je passais mes journées assise à mon bureau, de 8 heures à 21 heures. En plus, pour me motiver et me remonter le moral, j'achetais quasiment tous les jours un paquet de bonbons au supermarché en bas de la prépa. Eh oui, c'est mon péché mignon... mais à ne plus bouger et à manger des sucreries, j'ai pris cinq kilos. Je me sentais mal dans ma tête, mais aussi dans mon corps. Aujourd'hui je suis persuadée qu'arrêter le sport était une grosse erreur. Avoir une activité physique régulière permet de relâcher la pression, de se libérer de la fatigue des révisions et de se vider la tête. J'ai donc repris mes bonnes habitudes pendant l'externat, ce qui a été un véritable soulagement. »

2 Ne pas jouer les insomniaques !

Tu es sûrement parfois tenté de raccourcir tes nuits pour potentialiser ton nombre d'heures de travail. Grosse erreur ! Tu peux avoir l'impression de pouvoir tenir, mais les jours et les semaines vont s'enchaîner sans réelle coupure pour respirer, et il va être très compliqué de rembourser ta dette de sommeil. La fatigue n'est pas ton alliée : difficulté de concentration, trou de mémoire, irritabilité, ce n'est pas la meilleure recette pour réussir. Alors, essaie de respecter au moins sept heures de sommeil par nuit pour rester efficace.

3 Ne pas procrastiner !

Tu es parfois devant un cours qui ne te plaît pas, et tu te dis « Oh non, je ne suis pas trop chaud, je le ferai demain ». C'est une erreur. Les cours que l'on aime le moins sont souvent les plus compliqués à retenir et à maîtriser. L'idée est de te mettre dessus à chaque fois que tu peux, en petite « quantité ». C'est beaucoup plus simple que d'accumuler un tas de pages dans les chapitres qui te font peur et d'essayer de tout apprendre d'un seul coup.

4 Ranger le Smartphone !

Que tu sois en amphi ou à la BU, lorsque c'est le moment de bosser, il faut bosser et uniquement bosser. Ne pas être accro à son téléphone est très important. Le plus souvent en amphi, il est difficile de le sortir tellement la prise de notes est parfois compliquée. En revanche, il existe des cours plutôt tranquilles qui permettent de poser le stylo : dans ce cas, profites-en pour bien écouter le prof plutôt que de checker tes notifications Instagram. Quand arrivent les longues heures de révision, c'est parfois très compliqué de ne pas aller sur son téléphone, mais il faut savoir se retenir. À la limite, fixe-toi des objectifs où tu as le droit à 5 minutes de portable toutes les 45 minutes, par exemple. Mais 5 minutes pas plus ! On connaît tous les pauses Smartphone censées durer 5 minutes et qui finissent par en durer 50 !

Le témoignage d'Aviscène

« Je m'interdisais d'aller sur mon portable avant d'avoir fini un cours. »

« J'ai eu mon premier vrai Smartphone en 3e année de médecine. Je suis passé d'une sorte de cabine téléphonique portable qui ne faisait même pas de photo à un véritable petit jouet. J'ai vite compris que c'était un traquenard. Ayant du mal à rester concentré plus de 10 minutes sur un cours, j'avais tout le temps envie d'aller sur Facebook ou Twitter. Mais pendant mes études de médecine, j'ai réussi à m'éduquer, et je m'interdisais de checker mon portable avant d'avoir fini un cours. Du coup, concentration maximale pendant que je dévorais un chapitre. Et quand venait le moment où je pouvais retourner sur mon téléphone, quel plaisir d'aller sur Twitter ou un autre réseau. Au final : double avantage, tu apprends mieux et tu savoures d'autant plus une fois sur ton téléphone. Seul petit hic, difficile de ne pas trop s'attarder pendant sa pause, mais ça aussi ça s'apprend ! »

L'EMPLOI DU TEMPS D'UNE JOURNÉE « IDÉALE » EN 1re ANNÉE

Une fois en faculté, la gestion de ton temps de travail est primordiale. Il est souvent difficile de trouver d'emblée le bon rythme. Il faut y aller à tâtons, car ça ne se fait pas en un jour. Exception faite de quelques « machines de guerre » qui arrivent dès le premier jour avec une rigueur dans leur planning, digne d'un légionnaire.

Il y a autant de modèles de journées que d'étudiants. Nous n'affirmons pas avoir le meilleur, mais nous exposons les nôtres qui ont fonctionné. Ils peuvent sans doute correspondre à un étudiant qui s'engage en 1re année dans le parcours spécifique « accès santé » PASS. À toi de t'en inspirer… ou pas !

La journée type d'Aviscène

6 h : Outch le réveil fait mal. C'est tôt, mais les cours commencent à 8 heures et j'ai une heure de trajet. Pour moi, il est important de prendre le temps de me laver et surtout de bien manger pour avoir des forces pour cette grosse journée.

7 h : J'entre dans le métro, c'est parti pour quasiment une heure de transport. M'étant réveillé tôt, j'ai déjà émergé, et je profite du trajet pour sortir de mon sac un cours pas trop complexe que je relis dans le métro. Ça me rafraîchit la mémoire sans me demander trop d'effort de concentration.

8 h-12 h : Cours en amphi. Ça passe plus ou moins vite selon les matières. Il faut rester concentré tout du long. Pas le droit de se mettre sur « off »… à 11 h 30, il faut tenir jusqu'à 12 h. Car une demi-heure de relâchement, c'est une perte conséquente au niveau de la prise de notes. D'où l'importance d'avoir bien dormi et bien mangé le matin.

12 h-13 h 30 : C'est la pause déjeuner. Au restaurant universitaire ou à la cafétéria, c'est l'occasion de souffler et de se marrer avec ses potes. C'est un peu le moment

« récréation » de la journée ! J'en profite, je ne me presse pas, inutile de gâcher le repas du midi, on n'est pas à une demi-heure près non plus !

13 h 30-16 h : Je travaille sans trop m'arrêter. Je m'installe généralement en BU. Les seuls moments où je décroche un peu, c'est quand je vais aux toilettes. La pause pipi devient un moment luxueux !

16 h-16 h 30 : Je fais une pause à la cafétéria avec mes amis. On prend le temps de goûter. S'il fait beau on va dehors, il faut bien prendre l'air quand on est enfermé toute la journée en amphi et en BU !

16 h 30-19 h 30 : Rebelote : je replonge dans mes cours et mes QCMs.

19 h 30 : C'est reparti pour une heure de trajet. Si j'ai encore du jus, pareil qu'au matin, je sors un cours de mon sac. Mais un cours pas trop compliqué toujours dans le but de le relire uniquement, de me rafraîchir la mémoire sans demander d'effort important de concentration.

20 h 30-21 h 30 : Je prends le temps de dîner, de me poser un peu devant la télé tranquillement. Je savoure mon petit chez-moi.

21 h 30-22 h 30 : Ce n'est pas tous les jours, mais très souvent je me remets à bosser une heure. De manière plutôt légère. En général, avec des séquences de QCMs sur les matières apprises ou révisées dans la journée.

22 h 30 : Je ferme tout et je me cale devant YouTube ou n'importe quoi d'autre qui me fait plaisir. Je me vide la tête pour ne pas m'endormir en ruminant les derniers cours révisés. Et j'essaie de ne pas me coucher après 23 heures, car les journées s'enchaînent (et se ressemblent), et il important de ne pas accumuler de dette de sommeil.

La journée type de Marine

7 h 20 : Le réveil sonne... Oh non. J'ai toujours beaucoup de mal à me lever le matin. Douche, un jus de fruits, quelques biscuits et un fruit et c'est parti ! Je pars à pied à la fac, d'un pas rapide. Heureusement mes copines me réservent une place en amphi, car j'arrive toujours limite, limite, en retard.

8 h-12 h : 4 heures de cours, ça peut paraître peu, mais c'est très difficile de rester concentrée aussi longtemps, surtout quand tu es fatiguée. Et au fil des mois, tu accumules de plus en plus de fatigue. À 10 heures, je prends un café même si je n'aime pas ça, car ça me maintient éveillée. J'enregistre le cours sur un dictaphone et je prends des notes sur des feuilles blanches.

12 h-13 h : Une heure de pause, pas plus ! Nous mangeons au RU ou à la prépa, cela dépend. Puis direction la prépa qui se trouve à 10 minutes à pied, un trajet pour s'aérer l'esprit, activer un peu la circulation et papoter. C'est le moment où on essaie de ne pas parler médecine, même si ce n'est pas toujours évident de « déconnecter ».

13 h 15-17 h : Au boulot ! Je travaille dans une salle avec mes copines et deux étudiants qui ont redoublé, deux « carrés » que je ne connaissais pas au début d'année (eh oui à mon époque on pouvait encore redoubler). Sur environ trois à quatre heures, parfois plus, je reprends les cours du matin pour les refaire au propre : réécriture, résumé, schémas refaits et complétés et ajouts de quelques informations supplémentaires que je trouve dans les livres, sur Internet ou parfois même des informations données par les deux redoublants. Je leur pose pas mal de questions, ce qui les agace parfois un peu j'avoue. Mais au moins, on progresse tous ensemble ! Ce travail sur les cours du matin me prend pas mal de temps, car j'essaie vraiment de comprendre mes cours, et pas seulement de les apprendre par cœur.

Quand je sens que mon esprit sature, que je suis moins efficace, je fais des pauses de 5 à 10 minutes.

17 h-17 h 30 : Une vraie pause pour le goûter ! Dehors ou à la cafétéria. Qu'est-ce que j'ai pu manger pendant la 1re année : bonbons, sodas, chocolat... tout était bon pour me remonter le moral ! Attention cependant à ne pas en « abuser ».

17 h 30-21 h ou 22 h : J'enchaîne avec des chapitres que j'ai déjà mis au propre les jours précédents. Je travaille souvent plus efficacement sur ce créneau-là, où c'est plus calme à la prépa. Je suis mon planning hebdomadaire, avec chaque jour différents chapitres à revoir pendant la semaine, selon les matières.

22 h-23 h : Enfiiiiiin, je rentre chez moi pour dîner. Ma coloc a souvent déjà mangé, et m'a parfois réservé une part ! Je l'aime ! On discute un peu de notre journée, parfois on regarde un film, mais c'est rare.

23 h : Classiquement, je vais dans ma chambre pour « geeker ». Parfois je relis un cours si je suis en retard sur mon planning, mais je m'endors souvent dessus, c'est quand même soporifique. Dodo vers minuit, pas après !

On t'a décrit une de nos journées types en semaine, sans tutorat. Il est évident que ce n'est pas exactement le même emploi du temps les jours où le tutorat est planifié le soir, éventuellement un cours en école privée, ou encore les jours fériés et les week-ends. Mais de manière générale sur l'année, c'est ce type de journée qui s'est le plus répété en 1re année.

APPRENDRE À BIEN MÉMORISER

Pas besoin d'être un génie pour réussir médecine. On ne dit pas non plus que c'est à la portée de tous évidemment. Mais il n'est pas indispensable d'avoir le QI d'Einstein pour réussir. Il y a beaucoup de choses à comprendre, pas mal de réflexions, mais l'élément clé pour réussir est ta capacité de mémorisation. Au fur et à mesure des années tu vas avoir une quantité astronomique de choses à apprendre. Ça peut te sembler impossible de prime abord. Surtout qu'au lycée tu n'as pas pris l'habitude d'ingérer des tonnes et des tonnes de connaissances. Tu verras la mémoire est comme ton biceps, plus tu la travailles, plus elle devient énorme et sèche[1] !

→ Identifier son type de mémoire

Alors toi qui n'as pas l'habitude de manger du bouquin, tu te poses sûrement des questions, à savoir comment faire pour mémoriser autant de connaissances. Existe-t-il une technique plus efficace qu'une autre ?

Le plus important est d'identifier ton type de mémoire. Tu as sûrement remarqué que certains mémorisent en lisant ou en récitant leurs cours à voix haute : leur mémoire est surtout auditive. Tandis que d'autres ont besoin de lire, d'écrire, et de relire plusieurs fois : leur mémoire est surtout visuelle. Apprends à identifier pour toi la méthode la plus efficace pour apprendre et retenir un cours.

→ Graver sur le long cours

Tu peux donc utiliser la méthode que tu souhaites (ou plutôt qui te correspond le mieux) pour apprendre tes cours. Mais comment faire pour qu'ils restent ancrés dans ta mémoire ? Nous allons pour cela te donner un élément clé, voire crucial pour retenir sur le long terme (ah enfin, on sert à quelque chose !). C'est **la répétition** ! C'est la formule magique pour

1. En référence au youtubeur Tibo InShape.

retenir longtemps ce qui doit l'être. Inutile de rester dix ans sur un cours. Il vaut mieux lire et relire tes cours pour qu'ils restent ancrés dans ta mémoire. Alors, si tu es friand de fiches n'hésite pas à en faire, car tu pourras les emmener partout avec toi. Tu peux par exemple, réviser dans les transports en commun, ou en voiture (si tu es passager et que tu n'as pas le mal des transports !). Chacun, au quotidien, a des occasions qui se présentent à lui pour réviser, relire de manière rapide, certains de ses cours. Chaque lecture de plus te permet d'ancrer au mieux des infos dans ton esprit.

Une technique complémentaire en découle : **la récitation**. Eh oui, comme à l'école ! Sauf que là, tu peux le faire tranquillement chez toi. Si tu parviens à te remettre en mémoire ton cours, et à en réciter les points importants à haute voix ou par écrit, c'est gagné ! Par exemple, pendant une semaine tu reprends tous les matins les points importants d'un chapitre que tu n'arrives pas à mémoriser et tu essaies de les réciter, en t'aidant de tes fiches au début, puis tout seul. Autre exemple qui fonctionne bien : afficher un tableau compliqué dans tes toilettes (ou dans ta chambre, par exemple), à condition évidemment de le lire à chaque passage ! Donc si tu es du genre pas pressé au petit coin, autant rendre ce temps utile !

Finalement, sache que rester trop longtemps sur un cours est une perte de temps, mieux vaut travailler en multipliant les passages réguliers. C'est comme pour un entraînement de marathon, à ton avis quelle est la meilleure méthode ? T'entraîner à courir 40 kilomètres la semaine précédant le marathon, ou courir des 15 kilomètres, deux fois par semaine pendant six mois ?

Le témoignage d'Aviscène

« À force de relire mes cours, je mémorisais les taches qu'il y avait dessus. »

« Pendant presque trois ans, j'ai pris les transports en commun. C'était long et barbant. Souvent je voulais juste me poser et écouter de la musique, mais le métro était tellement bruyant que ça me gavait rapidement. Alors j'en profitais pour lire un cours pas trop long ni trop compliqué. C'était mieux que de fixer le panneau qui indiquait les noms des arrêts de métro pendant 45 minutes. Ainsi je lisais mes cours comme on lit l'article d'un journal gratuit, distribué aux bouches de métro. C'est-à-dire sans forcément essayer à tout prix de retenir ce que je lisais, mais juste histoire de passer le temps. Néanmoins les trajets s'enchaînant, et me retrouvant à lire et relire parfois les mêmes cours, ils finissaient par se figer dans mon esprit. En fin de semestre je pouvais même, en fermant les yeux, me mémoriser les taches qu'il y avait sur les cours que je passais en revue dans les transports ! »

ALLER EN COURS OU TRAVAILLER SUR LES POLYCOPIÉS ?

C'est LA question que se posent tous les étudiants en 1re année, et même lors des années suivantes... Sur ce sujet, on ne te donnera pas de réponse universelle, mais simplement quelques explications et conseils.

En faculté de médecine, les cours magistraux ne sont pas (pour le moment) obligatoires. Seuls les enseignements dirigés par petits groupes le sont. Donc c'est toi qui décides d'aller ou non en amphi pour assister aux cours, mais à tes risques et périls !

→ Suivre les cours... si ça te sert à quelque chose

Aller en cours permet d'abord de t'astreindre à une routine quotidienne, qui commence par se lever le matin ! Eh oui, tu le sais, quand on n'a pas d'obligations, on a tendance à traîner au lit, ce qui est bien compréhensible. Le mieux est donc de t'habituer à un vrai rythme en journée dès les premières années surtout en cours et révisions.

En amphi, tu vas aussi retrouver tes potes de promo et pouvoir parler de ton week-end chez ta grand-mère ou de ta série préférée, c'est-à-dire avoir un minimum de vie sociale et ça fait du bien !

En revanche, ça ne sert à rien d'aller en cours si tu n'écoutes pas le prof, si tu n'arrives pas à rester concentré plus de trente secondes ou si tu t'endors pendant le cours. Encore une fois, le bénéfice des cours va dépendre de chaque étudiant.

Si tu as une mémoire auditive et si tu aimes qu'on t'explique les choses pour les comprendre, il peut être très utile pour toi d'aller en cours.

De plus, le prof peut être amené à expliquer et à développer certaines notions qui ne seront pas détaillées dans le polycopié et qui potentiellement peuvent tomber lors des examens. Il peut également parfois illustrer ses explications en racontant des anecdotes qui aident à retenir. À toi de voir si tu souhaites aussi prendre des notes, car tu peux toujours travailler directement sur les polycopiés.

Le témoignage d'Aviscène

« J'écrivais d'une main, je recopiais les schémas de l'autre. »

« En 1re année, on travaille parfois en binôme. Ce travail à deux est surtout utile pour certains cours comme l'anatomie, pendant que l'un prend des notes, l'autre recopie les schémas. Cela n'a pas été mon cas, n'étant à l'époque proche de pas grand monde (pas que je sois asocial ! C'est juste que débarquant fraîchement à la fac, on n'a pas forcément tout de suite sa petite équipe). Alors comment je me suis débrouillé ? Je notais ce que disait le professeur sans pouvoir copier les schémas, en me disant que je les trouverai dans les livres d'anatomie. Évidemment, j'ai eu des surprises. Certains schémas étaient impossibles à trouver ! Mais à force de feuilleter mes livres pour les trouver, j'avais en tête tous les dessins contenus dans ces derniers. Alors quand un professeur en dessinait un qui ne figurait pas dans mes bouquins, je tiltais immédiatement et je l'esquissais rapidement sur le côté de ma feuille. J'utilisais mes deux mains : une pour écrire et une pour dessiner ! »

Apprendre sur les polycopiés

Tous les étudiants de ta fac peuvent disposer des mêmes polycopiés de cours qu'ils peuvent se procurer à la corpo étudiante, avec parfois des supports supplémentaires délivrés par les prépas privées ou des amis en année supérieure.

Chacun a donc à peu près la même base de données pour travailler. Cependant, si tu souhaites faire la différence et progresser, il faut parfois aller au-delà de ce qu'il y a écrit sur le polycopié. En d'autres termes, il faut te creuser la tête pour approfondir tes connaissances !

On te l'a déjà dit : **apprendre par cœur c'est bien, mais comprendre c'est mieux**. Pour cela, tu as à ta disposition de nombreux ouvrages à la BU, par exemple, les livres d'anatomie dans lesquels il y a des schémas, des livres de physiologie ou encore des livres de fiches résumées. Tu peux aussi poser des questions à tes camarades ou aux « colleurs » de ta prépa.

Concernant les livres en 1re année, surtout avec le parcours PASS, a priori, tu n'as pas à en acheter beaucoup. L'essentiel de ce que tu dois retenir est dans tes cours et polycopiés. La faculté peut cependant te demander de te procurer quelques ouvrages, comme un livre d'anatomie, par exemple. Achète bien celui qui t'est indiqué. Chaque fac a en général ses livres « préférés ».

Attention en revanche aux recherches sur Google : les informations trouvées ne sont pas toujours très fiables ! Il faut bien vérifier la source des documents trouvés sur Internet. Mais durant les premières années de médecine, il peut être difficile pour un jeune étudiant de connaître les sources vraiment fiables.

Le témoignage de Marine

« J'avais besoin de m'installer dans les premiers rangs pour être concentrée. »

« Personnellement, je n'étais pas fan de l'ambiance mouvementée de l'amphi. J'ai une mémoire auditive : ainsi j'avais besoin d'être concentrée et d'écouter en cours. Je m'installais donc souvent dans les premiers rangs afin d'être le moins dérangée possible par les étudiants les plus bruyants, souvent installés dans le fond. Être attentive en cours m'a permis de comprendre beaucoup plus vite les notions essentielles et de mieux apprendre par la suite. Je prenais des notes sur une feuille blanche, car à l'époque on n'avait pas les cours sur polycopiés. Mais j'avoue aussi que dans certains cours plus soporifiques, j'ai joué aux mots fléchés avec mes voisines. À la fin de l'année, on était devenues incollables, meilleures que nos grand-mères ! »

TRAVAILLER SEUL OU EN GROUPE ?

Que tu décides de réviser seul dans ton coin ou en groupe avec quelques amis, le problème reste le même : en 1re année des études de santé et durant les années suivantes, tu dois bosser et surtout réussir ! Alors, autant trouver le plus rapidement possible ta manière de travailler, celle qui te permet d'être concentré, efficace et de rester motivé.

Travailler seul convient davantage si :

- tu aimes le calme, le silence,
- tu sais avancer à un bon rythme et que celui des autres te gêne,
- tu es suffisamment motivé pour tenir la distance, sans avoir besoin d'un coaching de groupe,
- tu arrives facilement à comprendre ce que tu lis, sans avoir besoin d'explications,
- tu sais où chercher les informations, lorsque tu en as besoin,
- tu es moins stressé en étant seul.

Réviser seul, chez soi ou dans un endroit approprié, permet d'éviter de se confronter sans arrêt aux autres et à leurs capacités. Moins de stress certes, mais en contrepartie tu as moins d'indicateurs pour te positionner par rapport aux autres. Par ailleurs, les journées passent lentement lorsqu'on n'a pas d'interaction sociale... Si tu es chez toi, tu peux aussi vite avoir envie d'allumer la télé ou d'ouvrir le frigo. Dans ces cas-là, c'est peut-être mieux de travailler dans un lieu extérieur. Mais si tu es dans ta bulle et si tu t'y sens bien : alors, continue comme ça.

Le témoignage de Léo

en 6e année

« Je me récite mes cours à voix haute, donc obligé de travailler seul. »

« Je ne peux que travailler seul, la première raison est que je me récite les cours à voix haute. Autre raison : la présence d'autres personnes autour de moi me distrait. Je suis donc incapable de travailler en BU. J'ai la chance d'avoir un appartement où je vis seul. Dans ma chambre, je mets plein de Post-it où sont notés des points particuliers de certains cours que j'ai du mal à mémoriser. Je suis plutôt dans la quantité, étant obligé de réviser plusieurs fois le même cours. J'ai du mal à retenir un cours appris il y a un mois. En 1re année de médecine, il m'est arrivé de relire jusqu'à vingt ou trente fois le même cours. »

Travailler en groupe convient davantage si :

- voir les autres avancer te motive,
- tu n'es pas dérangé par le bruit,
- tu préfères discuter de certains points de cours avec d'autres personnes, afin de mieux les retenir,
- tu aimes piocher des informations complémentaires auprès de tes collègues de révisions,
- tu ne supportes pas être seul, cela a tendance à te déprimer,
- tu n'es pas du genre à supporter le silence pendant plusieurs heures.

Réviser en groupe signifie avoir des camarades motivés, bosseurs, et qui sont dans le même état d'esprit que toi, ce qui n'est pas forcément évident. À la prépa, à la BU, vous pouvez organiser des sessions de travail axées sur des thématiques précises ou faire des QCMs ensemble.

En revanche, tu verras que cela peut être assez stressant de se comparer aux autres sans arrêt. Ainsi il faut essayer de te focaliser sur ton travail et tes progrès sans trop prêter attention à ceux des autres. Plus facile à dire qu'à faire...

Le principal c'est d'identifier la situation dans laquelle tu travailles le mieux. Et pourquoi pas alterner l'un et l'autre !

NOTRE CONSEIL : POURQUOI NE PAS ALTERNER !

Que tu travailles seul ou en groupe, peu importe tant que tu fais des progrès !

En groupe, fais attention avec qui tu travailles : entoure-toi de personnes motivées. Seul, mets-toi la pression en te faisant un planning.

Ou alors alterne les deux : bosse avec ton groupe de travail la plupart du temps et lorsque tu as besoin de repos, de calme ou que tu ne supportes plus de les voir (oui ça arrive !), prévois quelques jours de révisions seul. Cela fait du bien de casser la routine de temps en temps !

S'ENTRAÎNER AUX QCMs

Incontournable, indétrônable, irremplaçable. C'est la meilleure manière de t'entraîner pour les examens. Tu ne peux pas passer à côté. C'est un élément clé de ton apprentissage qu'il te faut intégrer très rapidement. Une erreur que font très fréquemment les jeunes étudiants est de décaler à plus tard cette étape de l'apprentissage.

Très souvent les étudiants aiment se dire : « Je ferai des QCMs lorsque je maîtriserai vraiment bien le chapitre », or c'est en faisant des QCMs que tu approfondis le chapitre étudié. Que cela soit pour les matières purement mémorielles ou bien celles qui invitent à une gymnastique cérébrale.

Dans les matières comme l'anatomie ou l'histologie, c'est en faisant des QCMs que tu retiens certains détails pouvant t'échapper aux premières lectures des cours. Les QCMs permettent d'apprendre différemment. Et souvent tu te rends compte que tu ne t'étais pas assez focalisé sur certains éléments qu'il fallait retenir. Pour la biophysique, la chimie, les statistiques ou même la lecture critique d'article pour les plus hautes années, la question ne se pose même pas. C'est bien beau de théoriser sur tes cours, mais si tu ne t'entraînes pas à résoudre des problèmes en mettant en pratique ce que tu as appris, tu es démuni le jour J.

Pour toutes ces raisons, il est important de comprendre que **les QCMs font vraiment partie du processus d'apprentissage** et que tu ne dois pas les remettre à plus tard. Cependant, en 1re année, et durant les années suivantes, ils ne sont pas la seule façon d'évaluer les étudiants. Même si ces évaluations peuvent se faire aussi, par exemple, par des QROCs, ces fameux QCMs sont très courants durant tout le cursus des étudiants en médecine.

C'EST QUOI AU JUSTE ?

C'est simple. QCM signifie : Question à Choix Multiples. Aussi nommé QRM pour Question à Réponses Multiples. On te pose une question, et tu dois choisir entre 4 ou 5 réponses. Parfois plusieurs peuvent convenir. Ta note dépend de la justesse de ta ou tes réponse(s). À l'examen pour chaque épreuve, tu as une série de QCMs à effectuer en un temps imparti. Même s'il s'agit d'une « Question à Choix Multiples », en langage parlé, le QCM est du genre masculin : on dit un QCM.

Le témoignage de Marine

« En 1re année, j'ai fait très vite des QCMs. »

« En 1re année, pour me préparer rapidement au concours, j'ai tout de suite travaillé les QCMs. J'ai fait énormément d'exercices, aussi bien sur les annales, que lors des entraînements en prépa. J'avais aussi acheté des petits livres. Et ça a bien fonctionné ! Pourtant lors de l'externat, j'ai voulu maîtriser mes cours avant de me lancer sur les QCMs. J'ai commencé à faire beaucoup de QCMs uniquement en 6e année. Grosse erreur... Les QCMs permettent vraiment de cibler les apprentissages, et de retenir les notions à force de les répéter ! Mais je n'ai réalisé ça que trop tard. Alors si c'était à refaire, je commencerai dès la 4e année à en faire plein. »

→ Où en trouver ?

Ce n'est pas compliqué. En général dans ta fac, à la corpo tu peux te procurer les annales des années précédentes. En 1re année, tu peux aussi trouver des QCMs en allant au tutorat ou si tu as une prépa privée. Pour les années supérieures, tu peux récupérer des annales sur l'espace numérique de travail de ta fac. Il y a aussi des QCMs dans des livres d'entraînement, dans des librairies spécialisées. Cependant, petite chose à savoir : les QCMs de ta fac restent les plus adaptés pour t'entraîner aux examens, car ce sont eux qui font vraiment référence aux cours qui t'ont été enseignés.

Exemple de QCM (de 5e année)

Concernant les angines, coche les réponses fausses :

☐ A. La majorité des angines sont d'origine bactérienne.

☐ B. Elles sont à 70 % d'origine virale chez l'enfant.

☐ C. Il est recommandé de faire un TDR chez tous les enfants de plus de 3 ans.

☐ D. Les angines à streptocoque A évoluent toujours mal sans antibiothérapie.

☐ E. Le virus EBV peut engendrer différentes présentations cliniques d'angines (érythémateuse, érythématopultacée ou pseudo-membraneuse).

As-tu vu qu'il fallait choisir les réponses fausses ? Eh oui, attention aux pièges dans les QCMs ! Les réponses fausses sont donc A et D.

FAIRE DES FICHES, C'EST TOUT UN ART

On se répète, mais en 1re année, et plus tard, en médecine, la quantité de cours à apprendre est énorme. Concrètement, ça fait beaucoup, beaucoup, beaucoup de pages ! Ainsi, il peut être intéressant de faire des fiches de tes cours, mais encore une fois, c'est une suggestion, pas une obligation !

→ Pour quoi faire ?

Imagine-toi en face de ta pile de cours presque plus grande que toi. Tu comprends que ça puisse être difficile de se motiver. Alors la première bonne raison pour faire des fiches, c'est de limiter la quantité de pages à relire ! Autre avantage : le format d'une fiche te permet de la lire partout, dans le bus, le métro, le train.

Toutefois résumer un cours de médecine de plusieurs heures n'est pas si simple : quelles notions sont indispensables à noter ? Lesquelles au contraire sont superflues ? L'objectif principal reste bien sûr de faire du tri et avoir sur un seul et unique support tout ce qu'il faut apprendre.

→ Comment les rédiger ?

Pour commencer, lis ton cours une première fois sur ton polycopié (ou ta prise de notes). Complète-le et essaie de bien comprendre les informations qu'il contient.

Ensuite, lors d'une deuxième lecture, commence à rédiger ta fiche, non pas en copiant simplement les mots clés, mais en t'interrogeant sur chaque partie :

- Est-ce que je connais la définition ?
- Quelle est la physiologie derrière ?
- Pourquoi est-ce important de connaître telle ou telle notion précise ?
- Qu'ai-je retenu de ce cours ?

Fais aussi quelques exercices, des QCMs sur ce chapitre qui t'aideront à pointer encore plus précisément les notions à connaître pour finaliser le contenu de ta fiche.

→ À éviter

Éliminer trop de notions : cet exercice est le plus difficile dans le fait de ficher ! Aucune information n'est vraiment inutile en médecine, cependant certaines sont superflues ou trop complexes et ne te seront pas demandées aux examens. À toi d'apprendre à faire ce tri. Il n'y a pas de recette miracle sinon, nous serions tous de parfaits cuisiniers.

D'autre part, la pire chose est de ficher tes fiches. Il vaut mieux compléter ta fiche de base plutôt que d'en refaire d'autres en complément. Tu perds un temps fou, et tu auras du mal à la mémoriser si tu changes sans arrêt de support. Eh oui, tu verras que certains chapitres (ou items) sont à compléter, car ils sont liés à plusieurs matières : par exemple, l'hypertension artérielle est traitée en cardiologie, en endocrinologie, en néphrologie, etc.

→ En pratique

Si tu as une mémoire visuelle, fais-la travailler : utilise des codes couleur (par exemple, en rouge la définition, en rose l'explication, en bleu le traitement, etc.), ajoute des arbres ou des schémas ! Tout ce qui peut améliorer ta mémorisation est bon à prendre.

Si tu as une mémoire auditive, essaie de relire tes fiches à haute voix ! En revanche, fais-le chez toi ou dans une salle individuelle, car dans la BU, ça risque d'agacer les autres.

Tu les rédiges à l'ordi ou à l'ancienne ? Cela dépend de toi ! Taper à l'ordinateur est plus rapide et beaucoup plus pratique pour modifier ta fiche. Cependant si tu aimes bien griffonner, dessiner des choses alors ce sera à la main. En tout cas, choisis la solution qui te permet d'aller vite et d'être efficace.

ASTUCE

Lorsque tu écris ta fiche, pense à laisser un peu d'espace de temps en temps afin de pouvoir rajouter des infos par la suite !

Enfin, classe, ordonne, range... fais tout ce qu'il faut pour ne pas les perdre et les retrouver lorsque tu en as besoin.

IMPASSES *OR NOT* ?

Il y a des matières et des chapitres incontournables à connaître en médecine ! Ainsi on peut avoir tendance à mettre de côté les « petits chapitres » qui peuvent paraître inutiles. Mais attention quand tu commences à faire des impasses, c'est le début de la fin...

Faire une impasse, ça veut dire ne pas réviser certains chapitres en se disant qu'ils ne vont pas tomber aux examens. Cela implique alors que tu saches ce qui va être posé. Or tu vas vite apprendre que c'est impossible !

En revanche, tu peux avoir une petite idée des sujets qui tombent régulièrement aux examens de ta faculté, soit en faisant beaucoup d'annales, soit en ayant entendu les profs insister sur certains points en cours. Il est donc conseillé d'assister à leurs cours pendant lesquels ils disent parfois « attention, cette notion est importante » ou encore « révisez bien cette partie-là ».

Pour les ECNi, c'est différent, car le concours est national : les sujets sont écrits par tous les universitaires de France. Encore plus compliqué donc d'imaginer ce qui pourrait tomber, ou alors tu as des dons de voyance...

→ Pourquoi faire des impasses ?

Trop de matières à réviser, mais pas assez de temps pour tout apprendre : c'est une configuration dans laquelle se retrouve une grande partie des étudiants. Quasiment tous ont déjà fait des impasses, alors ne t'inquiète pas, tu es « normal ».

Faire des impasses sur quelques points difficiles de ton cours, que tu n'arrives vraiment pas à retenir, ou qui te paraissent trop compliqués peut se comprendre. Certains se disent aussi qu'il vaut mieux réviser des chapitres incontournables afin d'assurer un maximum de points, mais cette stratégie ne fonctionne malheureusement pas à tous les coups !

Eh oui, en médecine, on attend que tu sois bon partout. Pas forcément excellent, mais polyvalent afin d'avoir la moyenne dans chaque matière (10/20). Si tu n'as pas la moyenne, tu devras repasser cette matière au rattrapage... ce serait dommage ! Ainsi, évite de sauter une matière entière ou un chapitre entier, car tu perdras beaucoup de points si des questions sur le sujet tombent le jour J.

Qui plus est, au-delà de la seule validation de ton année, garde en tête que ton futur métier de médecin demande des connaissances fiables. Faire des impasses engendre des lacunes dans certains domaines qui peuvent être alors préjudiciables dans ta pratique.

Le témoignage de Marine

« Oooops ! »

« Je me rappelle très bien le partiel de cardiologie en 4e année. Je n'affectionne pas particulièrement cette matière, mais je l'ai travaillée, car c'est incontournable ! En faisant les annales, j'ai remarqué que notre professeur avait posé des cas cliniques sur les souffles cardiaques lors des deux derniers partiels. Alors inévitablement je me suis dit, comme tous les étudiants d'ailleurs, que ce sujet ne retomberait pas cette année : logique implacable !

J'ai donc consacré mon temps aux autres chapitres importants : l'HTA, l'insuffisance cardiaque... Et devinez quoi ? Le professeur nous a refait le coup du souffle cardiaque ! J'ai réussi à m'en sortir en mobilisant mes souvenirs, mais avec finalement juste la moyenne (10,1) et quelques sueurs froides. »

→ Que faire avec les matières difficiles ?

En fait, il y a deux types de matières difficiles : celles que l'on déteste et celles que l'on apprécie quand même malgré leur complexité.

D'abord le premier cas. Comment en arrive-t-on à détester une matière ? Elle peut te paraître difficile parce que tu ne comprends pas les chapitres abordés ou parce que tu ne vois pas l'utilité de cette matière : tu n'aimes donc pas la travailler. **La solution est simple :** il va falloir t'y mettre encore plus ! Tu vas devoir te creuser les méninges pour y arriver. Pas de secret, tu dois bosser encore plus ces matières que tu détestes, surtout si elles ont un coefficient important pour la note finale ! C'est une stratégie qui fonctionne, car si la matière est difficile pour toi, elle l'est certainement pour d'autres. Il ne faut donc rien lâcher ! Vidéos, QCMs, schémas, cours reformulés... Tout est bon pour clarifier les notions indispensables à connaître. Dans ces cas, n'hésite pas à te faire aider, par exemple, par les colleurs de ta prépa privée ou pendant une séance de tutorat.

Après, il y a aussi des matières que tu apprécies, mais qui sont difficiles. Tu as forcément envie de les travailler, alors profites-en pour devenir un caïd dans ces thématiques ! Même combat, il ne faut rien lâcher.

Le témoignage de Marine

« J'y suis arrivée en faisant plein de QCMs. »

« En 1re année, j'ai eu énormément de difficultés avec la découverte de la pharmacologie. Molécules et noms imbuvables, listing de produits à apprendre par cœur, j'étais complètement paumée et découragée. Mes amis aussi d'ailleurs ne supportaient pas ces cours. Mais quand j'ai réalisé que cette matière avait un coefficient très important pour le concours de médecine, j'ai mis les bouchées doubles. Je me suis littéralement acharnée à comprendre et à apprendre, en faisant énormément de QCMs. Et ça a fonctionné ! J'ai eu 16/20 en pharmacologie, j'étais hyper fière de moi et j'avais même pris goût à la travailler. Bon je vous avoue que je ne serai pas devenue pharmacienne pour autant. Encore aujourd'hui, j'ai du mal à retenir les noms et familles des médicaments ! »

ÊTRE AU TOP LE JOUR DES EXAMENS

Tu ne sais pas comment gérer tes révisions ? Les partiels te font peur ? Tu perds tes moyens face au stress ? Respire, et essaie d'appliquer ces quelques conseils pour anticiper sereinement les examens et surmonter l'angoisse.

→ Organiser ses révisions

Le plus difficile dans les révisions, c'est de commencer ! Donc, lance-toi, et si possible pas l'avant-veille des partiels ! **Organisation, révisions, entraînement :** trois mots clés pour être au top le jour J.

À toi de décider si tu as besoin de faire un planning ou pas. Organiser ses révisions est quand même une bonne solution pour être exhaustif et éviter de prendre trop de retard. Fais la liste des cours à revoir pour tes examens, répartis-les sur les jours à venir, en te gardant absolument des moments de pause. Tu peux éventuellement laisser libres les deux derniers jours avant les examens, ce qui te permettra de modifier et d'ajuster ton planning en cas de besoin, ou encore de faire une dernière relecture des chapitres importants.

Insère des pauses dans ton planning afin de te réserver des moments de loisirs et de repos qui sont essentiels pour garder le moral et la forme. Mais pas que ! Cela te permet aussi d'avoir quelques créneaux supplémentaires en cas de retard dans tes révisions. Une sorte de filet de sécurité.

Le témoignage de Marine

« La procrastination, mon meilleur ennemi. »

« Si tu remets tout à demain, attention à toi. Je parle en connaissance de cause, car j'ai tendance à la procrastination. Cela m'a joué des tours en médecine : chapitres jamais ouverts avant les partiels, pics de stress dont des insomnies la veille de l'examen, révisions de dernière minute dans le métro... que des situations inconfortables. Alors pour combattre cette mauvaise habitude, j'ai adopté une stratégie en me faisant un planning détaillé : je me fixais un nombre de chapitres à faire par jour, et une récompense (un goûter, une séance de sport, des épisodes de ma série préférée, une sortie cinéma) à laquelle je n'avais pas accès tant que je n'avais pas fini. Le plaisir de prendre une pause est très agréable, et le sentiment du devoir accompli remplace la culpabilité. »

→ Les derniers jours de révision, on fait quoi ?

Si tu as suivi ton planning, il te reste peut-être quelques jours pour relire une dernière fois certains chapitres ou faire des exercices avant l'échéance. Mais là encore, tu as plusieurs manières d'appréhender les derniers jours de révision.

Si tu as une bonne mémoire sur le long terme et que tu te rappelles très bien tes cours, tu peux faire des exercices avec un temps limité, pour t'entraîner sous la pression.

Si au contraire tu as une mémoire instantanée « du dernier moment », ça vaut le coup de relire plusieurs chapitres les deux derniers jours ! Tu peux sélectionner des chapitres incontournables ou ceux difficiles à mémoriser.

À toi de décider ce que tu souhaites revoir, mais hors de question de travailler 24 heures sur 24.

La semaine précédant les examens, tu dois absolument te reposer pour être en forme le jour J, avoir l'esprit clair pour répondre rapidement et éviter les pièges.

NOTRE CONSEIL : UN BON SOMMEIL CONSOLIDE LA MÉMOIRE

Se reposer avant des examens n'est pas une perte de temps, crois-nous ! Fais en sorte de te coucher tôt et de te lever à une heure normale les jours précédant les examens, ni trop tôt ni trop tard. Attention, chacun a besoin d'un temps de sommeil différent : évite donc de te comparer aux autres (en tout cas à ce niveau-là). Ton cerveau travaille beaucoup la nuit, il mémorise. Ce n'est pas une perte de temps. Un bon sommeil joue aussi sur ton humeur et tes émotions. Tu l'as déjà remarqué : quand on dort bien, on relativise et on positive plus ! On arrive donc sous de meilleurs augures aux examens.

Stop au stress

Chaque étudiant appréhende différemment les examens, avec plus ou moins de stress. Alors que faire s'il devient trop important et que l'angoisse te paralyse ? « *Don't panic!* »

Déjà, il faut comprendre que le stress n'est pas forcément négatif : il est lié à ton envie de réussir et à ton implication. Le stress te booste aussi pour accélérer le rythme de tes révisions. Alors, accepte-le et utilise-le à bon escient.

Bon à savoir

Si tu cherches des conseils bien-être notamment sur la nutrition et le sport, ou si tu veux suivre le quotidien de Marine durant son internat, il suffit d'aller sur ses réseaux sociaux, comme son compte Instagram : www.instagram.com/marinelorphelin_off

Par ailleurs, si tu ressens le besoin d'en parler, n'hésite pas ! Car si ce stress se transforme en une véritable anxiété paralysante et qu'il t'empêche de travailler correctement, ou qu'il te provoque des insomnies, ne te laisse pas faire ! Plusieurs techniques « antistress » simples peuvent fonctionner :

- Des exercices de méditation pour relativiser et se concentrer.
- Des exercices de respiration pour se calmer.
- Des séances de sport pour évacuer la pression.

Tu peux aussi en parler à ton médecin qui te proposera une prise en charge adaptée ou des traitements médicamenteux spécifiques. Et encore une fois, ce n'est pas grave de se faire aider ! Il n'y a pas de honte à prendre un médicament pour éviter l'anxiété ou mieux dormir, car le plus important, c'est de se sentir mieux dans sa peau. Demande conseil à un médecin ou un pharmacien, évite de t'automédiquer, car ça peut être dangereux et certains médicaments risquent de te donner envie de dormir.

Le témoignage de Marine

« Je faisais des crises d'angoisse à l'approche des examens. »

« C'est vrai, on ne dirait peut-être pas comme ça, mais je stresse beaucoup à l'approche d'échéances importantes. Quand j'ai envie de réussir, je me mets une pression énorme. En médecine, j'ai eu des difficultés à gérer la pression. L'externat n'a pas arrangé les choses. J'ai fait ma première crise d'angoisse en 4e année, une nuit avant les examens : palpitations, tremblements, gêne pour respirer… c'était horrible. Je n'ai pas dormi et je suis allée à la fac le lendemain complètement épuisée. Cette situation a été tellement difficile à vivre que j'en ai parlé à un médecin lors d'un stage. Il m'a prescrit un petit traitement au cas où ça arriverait encore. Et effectivement j'ai eu plusieurs "attaques de panique" (c'est le terme médical) jusqu'au concours de l'internat. J'ai appris à moins m'inquiéter et à mieux les gérer grâce aux traitements. Et j'ai appris à contrôler le stress au quotidien, grâce au sport, mais aussi à mes amies qui me rassuraient lorsque j'en avais besoin. »

JE CRAQUE, JE FAIS QUOI ?

Tu n'en peux plus de ce rythme de fou ? Tu as l'impression d'être nul par rapport aux autres ? Sache que c'est tout à fait normal de « craquer » à un moment ou à un autre, alors pas de panique ! Respire un grand coup...

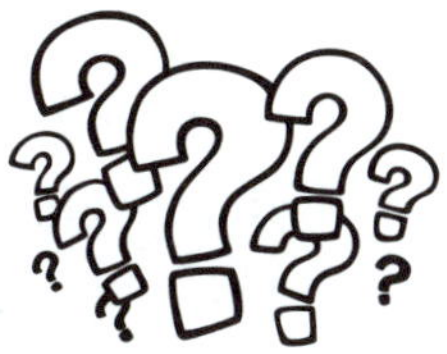

Il faut bien comprendre que tous les étudiants effectuant des études compliquées ont déjà connu cette sensation désagréable d'être complètement dépassé, voire débordé par les difficultés. Tu n'es donc pas seul dans cette situation, bien que tu aies l'impression que tout le monde réussit bien autour de toi. Sache que ce n'est pas le cas. Eh oui, certains étudiants cachent leurs faiblesses, tandis que d'autres ressentent le besoin d'en parler.

→ Qui peut t'aider ?

Alors, si tu as besoin de parler de tes difficultés, de problèmes, n'hésite pas ! Parfois tes proches, la famille ou tes amis auront du mal à comprendre ce que tu vis, ce qui est agaçant, mais ils t'aideront à te changer les idées et à retrouver le sourire ! La famille, il n'y a que ça de vrai ! Un bon petit plat de maman, une grasse matinée pour retrouver de l'énergie.

Quand tu es démotivé, tourne-toi vers des personnes positives qui te rassurent, qui t'aident à améliorer tes points faibles. Tes camarades de labeur ou encore les élus étudiants[1] de la

1. Ces élus sont les représentants des étudiants auprès de la faculté.

faculté pourront comprendre ton ressenti : ils sont tes piliers pour traverser les moments difficiles.

Et si jamais tu as envie d'abandonner, sache que tu n'es pas non plus le seul à l'envisager. Alors on te donne un petit conseil : pose-toi les questions suivantes, elles t'aideront à prendre une décision. « Pourquoi ai-je choisi cette voie dans la santé ? Dans dix ans, qui ai-je envie d'être ? Ai-je vraiment la passion de faire autre chose ? » Ces questions interrogent ta motivation profonde, ce pour quoi tu as choisi cette voie. Oublie les examens, pense à ce jour où on te dira « Merci docteur ». Ça fait du bien, non ?

On te dit bravo pour tout ce que tu as déjà accompli et ne lâche rien, les études de médecine sont un marathon ! Concentre-toi sur chaque étape importante pour rester motivé.

→ Profond mal-être

Enfin cas extrême : si tu éprouves de graves problèmes, ou si tu subis des violences de tout ordre à un moment ou un autre de ton cursus universitaire, ne garde pas cela pour toi. Au sein de ta fac, il existe des structures dédiées qui peuvent d'aider. Selon la nature de tes problèmes et leur importance, tu peux t'adresser au service administratif de la fac, te tourner vers une association d'étudiants, voire un syndicat. Mais aussi ne pas hésiter à consulter un médecin, un psychiatre ou un psychologue en cas d'anxiété, d'angoisses ou de symptômes de dépression. En médecine, les étudiants « affichent » plutôt leur côté battant, sans trop parler de leur moment de doute ou d'angoisse. Un conseil : si un profond mal-être venait à se prolonger, n'hésite pas à en parler, peut-être à consulter. Trop d'étudiants dans ce cas se disent qu'ils vont s'en sortir seuls, que c'est un mauvais moment à passer, sans oser prendre l'initiative de se faire aider.

Le témoignage de Mathilde

interne en 1er semestre de psychiatrie, à Lille

« J'ai fait un burn-out en 6e année. »

« Jusqu'à la 4e année de médecine, j'étais une étudiante studieuse, réussissant tout ce que j'entreprenais. Les problèmes sont arrivés au début de l'externat, j'ai eu du mal à travailler différemment des années précédentes, et à me retrouver seule face à tous les bouquins à ingurgiter. Progressivement, j'ai perdu pied, me désintéressant de ce que je faisais, même durant les stages. À cela se sont ajoutées de difficultés relationnelles avec mon copain et avec mes amies. Je me suis effondrée, mangeant moins et perdant 5-6 kg en deux mois. J'ai eu ma 4e année de justesse, grâce aux rattrapages, chose qui ne m'était jamais arrivée ! La suite a été pire, par moment je me disais "qu'est-ce que je fous là ?", m'interrogeant sur mon avenir. À l'époque j'ai consulté deux-trois fois une psychologue, mais j'ai fini par redoubler ma 5e année, puis ma 6e, pour un demi point à chaque fois. Quelles claques ! Heureusement, en faisant un stage en psychiatrie, j'ai eu une révélation pour cette discipline, comprenant que je voulais m'orienter vers cette spécialité. Cela m'a permis de m'accrocher et d'aller jusqu'au bout. Quand j'ai appris que je redoublais ma 6e année, à deux mois des ECN, j'ai fait plein de crises d'angoisse, je pleurais tout le temps, avec un profond mal-être. J'ai alors consulté une psychiatre qui m'a pris en charge avec un psychologue dans un centre médico-psychologique. Je faisais un burn-out et j'ai donc pris des antidépresseurs et anxiolytiques pendant un an. Quand j'ai parlé de mes problèmes autour de moi, je me suis aperçu que pas mal d'autres étudiants en médecine connaissaient de vraies galères... mais que personne n'en parle. C'est un vrai tabou. Aujourd'hui, je suis interne en psychiatrie et plus épanouie que je ne l'ai jamais été. Ça valait le coup de ne pas abandonner ! »

→ Un dispositif pour améliorer la qualité de vie des étudiants

À la suite des alertes lancées par différentes associations d'étudiants en santé rapportant les graves problèmes et difficultés vécus par certains jeunes, le gouvernement a décidé d'agir. En 2019, les ministères de la Santé et de l'Enseignement supérieur ont présenté leur plan d'action pour tenter de répondre au mieux aux problèmes rencontrés par les étudiants en médecine, odontologie, maïeutique, infirmiers, etc. Quinze mesures ont été prises pour améliorer leur environnement et leurs conditions de travail, comprenant entre autres des modifications dans l'organisation de l'enseignement. Les récentes réformes des études médicales avec la disparition du concours de 1re année de la PACES, mais aussi la réforme du 2e cycle vont d'ailleurs dans ce sens.

Les mesures mises en place proposent aussi des interventions de soutien aux jeunes qui le nécessitent. De façon plus concrète, c'est la présence au sein de chaque université d'une structure d'accompagnement des victimes de violence. Il est aussi prévu d'améliorer les conditions de travail en stage en termes de temps de travail avec le respect du repos de sécurité, la formation pédagogique des encadrants, etc. Pour piloter toutes ces mesures, et aussi mieux évaluer les problèmes rencontrés par ces étudiants, a été créé le Centre national d'appui pour la qualité de vie des étudiants en santé réunissant des représentants d'enseignants, d'étudiants, etc.

L'ANCIENNE GÉNÉRATION NE COMPREND PAS TOUJOURS !

Beaucoup de médecins hospitaliers ou installés en ville disent ne pas comprendre les doléances ou les plaintes des étudiants sur la pression et le stress liés aux études, stages ou gardes. « Nous aussi, on a vécu ça, ou même pire, et à l'époque on ne se plaignait pas ! », c'est ce que tu peux entendre parfois de la part des « anciens ». L'ancienne génération a parfois du mal à accepter le discours de la nouvelle. Un conseil : laisse tomber et oublie ces reproches qui ont un parfum de « c'était mieux avant ! ». Les différences d'opinions ont toujours existé entre jeunes et moins jeunes. Chaque génération vit avec sa réalité, son vécu et sa propre histoire, mais aussi surtout son avenir. Alors en cas de problème, de difficulté, ou d'interrogation, il est légitime et normal que tu en parles.

Gros plan sur...

LE SERVICE SANITAIRE EN 3e ANNÉE

Qu'est-ce que c'est ?

Depuis 2018, les étudiants en 3e année de médecine effectuent le service sanitaire qui a été instauré dans le cadre d'une politique de prévention et de promotion de la santé. Il concerne également les étudiants en pharmacie, kinésithérapie, odontologie, maïeutique ou en école d'infirmiers. Soit au total 47 000 étudiants.

L'objectif est de sensibiliser les futurs professionnels de santé aux enjeux de la prévention, et de les faire intervenir sur le terrain par des actions concrètes auprès de populations identifiées comme prioritaires. Ces actions se font pour la plupart en milieu scolaire, mais peuvent aussi avoir lieu dans des entreprises, par exemple.

Plusieurs thématiques sont abordées. Les principales sont : addiction, santé mentale, sexualité, alimentation, activité physique.

Ça fonctionne comment ?

En tant qu'étudiant, il t'est proposé une liste de plusieurs dizaines de lieux de ta région : des écoles, des entreprises ou des lieux de vie publique. Tu dois les ordonner selon tes préférences, puis on t'attribue l'endroit où tu es affecté pour faire une action de prévention.

Tu travailles en groupe avec d'autres étudiants des autres filières de santé. Cela commence bien sûr par une formation théorique et pratique, sur la manière de faire de la prévention (avoir les informations validées, délivrer les bons messages, etc.) dans la thématique qui est attribuée à ton groupe. À la suite de cette formation, tu fais des interventions dans le lieu qui t'a été donné avec tes coéquipiers.

La durée du service sanitaire est censée être de six semaines (en comptant la semaine de formation).

En général, cette durée est fragmentée en plusieurs journées réparties dans l'année. Exemple : chaque vendredi tu dois faire ton service sanitaire. Mais cela se passe différemment à Strasbourg, à Nantes ou à Limoges.

Le témoignage de Kenza

en 4e année de médecine

« Une expérience très enrichissante qui m'a reconnectée à la vraie vie. »

« Je fais partie de la première promotion à avoir bénéficié du service sanitaire. De peur d'être la promotion crash test de cette réforme, j'avoue avoir chouiné à l'idée du projet. Cependant j'ai eu la chance d'être affectée dans une école tout près de chez mes parents. Puis s'ensuit un deuxième coup de chance, on m'a attribué la thématique sanitaire qui m'inspirait le plus : les gestes qui sauvent.

J'ai reçu d'abord une formation théorique à la fac (plutôt soporifique pour ne pas mentir), à base des cours magistraux en amphi 9-17 h pas adaptés à mon avis, mais qui m'ont permis de rentabiliser mon abonnement Netflix et de battre toutes mes copines au UNO. En revanche j'ai eu ensuite une formation pratique beaucoup plus intéressante à la fois en amphi et dans des ateliers pratiques avec des urgentistes engagés. C'était top !

Puis est venu le moment d'agir sur le terrain. Avec les autres étudiants de mon équipe, on s'est retrouvé avec des élèves de CM1-CM2. On s'est alors vite rendu compte de la réalité de notre travail et de l'impact que l'on peut avoir sur la vie de tous ces petits êtres. Bien que peu à l'aise avec les enfants en général, j'ai été à la fois touchée et amusée : certains voulaient savoir comment mettre un chat en PLS, on m'a demandé ce qu'était la "mort subite du hérisson", j'ai prêté mon stéthoscope à une petite fille pour qu'elle écoute son cœur, elle l'a collé sur son front pour écouter son cerveau... Bref, c'était une expérience très enrichissante qui m'a reconnectée à la vraie vie que l'on a tendance à oublier à force d'être plongé dans ses cours. »

Chapitre 5

L'EXTERNAT : DE LA 4e À LA 6e ANNÉE

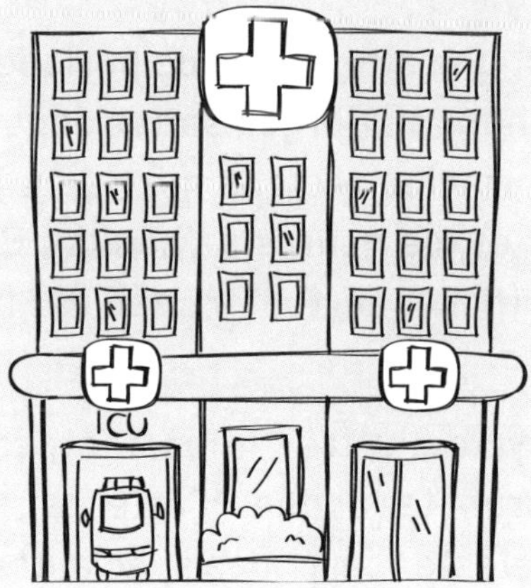

Après trois ans, voire plus si tu as pris des pauses ou des chemins annexes dans ton cursus, tu passes de la catégorie poussin à la catégorie benjamin. Te voilà au 2e cycle des études médicales qui correspond à l'externat. C'est la période pendant laquelle tu apprends véritablement les prémices de ton futur métier tant sur le plan théorique que pratique. Un des changements majeurs est que tu commences à avoir une place et un rôle défini à l'hôpital.

Jusqu'à maintenant, l'externat se déroule de manière assez similaire selon les facs, avec quelques nuances tout de même. Dans la majorité des facs, l'externat dure trois ans, de la 4e à la 6e année. Cependant dans certaines facs, il commence dès la 3e année et de ce fait dure quatre ans.

L'externat est une alternance de périodes de cours et de stages à l'hôpital. L'organisation dépend de chaque fac. Mais le principe reste le même, tu jongles entre tes bouquins et tes heures à l'hôpital. C'est un exercice plutôt difficile, surtout au début. Mais on s'y fait très vite !

Ce second cycle est très important, car il précède l'internat. Durant les années d'externat, tu apprends à aimer ou à détester certaines spécialités, et à penser à ton choix d'orientation pour la suite.

Nous allons essayer de te résumer au mieux le déroulement et les enjeux de cette période phare des études médicales.

APPRENDRE LA THÉORIE

L'externat est le moment où tu apprends véritablement la médecine comme tu l'imagines. C'est-à-dire, apprendre à reconnaître les signes cliniques d'une pathologie, faire son diagnostic, la traiter, etc. Cela se fait par un enseignement théorique en cours et dans les livres, et par un apprentissage pratique à l'hôpital au contact des personnes malades.

→ Les grimoires du savoir

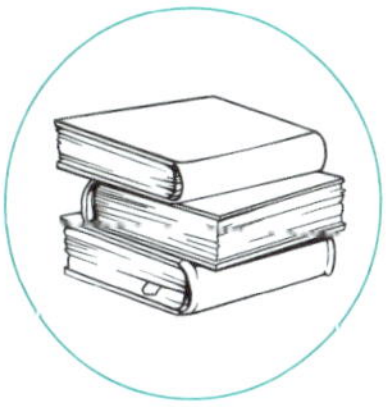

Durant les premières années de médecine, à la BU, tu vas sûrement faire les grands yeux devant tes aînés en train de plancher sur des livres énormes, avec des titres qui font rêver comme : « cardiologie », « neurologie », etc. Maintenant que tu es externe, c'est à ton tour de te les procurer et de passer des heures dessus.

Que sont ces fameux bouquins et qu'apprends-tu dedans ? C'est simple, il existe pour chaque spécialité un ouvrage rédigé par des enseignants de ladite spécialité et dédié aux étudiants du second cycle. On te laisse imaginer le paquet de bouquins que ça représente et donc autant de pages à apprendre. Tu en as environ une trentaine : urologie, gastrologie, pneumologie... toutes les spécialités y passent.

Ces livres sont plus ou moins gros. Tu as les petits gabarits comme celui d'ophtalmologie et les poids lourds comme celui de pédiatrie qui peut te faire tourner de l'œil (quasiment 1 000 pages, eh oui !). Tu prends plaisir à en lire certains, tandis que pour d'autres, tu as juste envie que l'on mette fin à ton supplice. Cela dépend vraiment de tes goûts. Dans tous les cas, de longues heures de lecture et d'apprentissage t'attendent !

On t'indique à la fac quel livre te procurer pour travailler sur chaque discipline. Ces ouvrages servent de référence jusqu'à la fin du 2nd cycle, c'est-à-dire jusqu'aux ECNi (voir page 176). Les auteurs et signataires sont des professeurs d'université, des collèges d'enseignants ou encore des sociétés savantes. Pour la pédiatrie par exemple, le livre co-signé par le Collège national des pédiatres universitaires et le Collège national hospitalier et universitaire de chirurgie pédiatrique est généralement recommandé.

Ces livres ne sont pas gratuits, il faut compter une quarantaine d'euros pour chacun. Heureusement, tu ne dois pas les acheter d'un coup, l'externat s'étend sur de nombreux mois, mais au bout du compte ça fait tout de même un certain budget.

NOTRE CONSEIL : BIEN ACHETER LA DERNIÈRE ÉDITION

La médecine se renouvelle tous les jours et forcément certains manuels deviennent rapidement obsolètes. C'est pour cela qu'il est utile de te renseigner sur la date de parution de la prochaine réédition, afin de ne pas acheter trop vite un livre qu'il faudra vite mettre de côté. Tu peux, par exemple, utiliser ceux présents à la bibliothèque en attendant que la prochaine édition sorte. Ça te permet de faire des économies qui ne sont pas négligeables lorsqu'on est étudiant ! Et si tu achètes un livre d'occasion, encore une fois, assure-toi d'avoir la dernière édition.

→ Des cours magistraux et des enseignements dirigés

Apprendre tes cours dans les bouquins ne signifie pas que tu n'as plus de cours dispensés à la fac. En revanche, la manière dont ils sont dispensés est différente. Il y a tellement de choses à emmagasiner que tout ne peut pas être enseigné en présentiel. De plus, les cours magistraux ne sont pas obligatoires : certains étudiants préfèrent ne pas y aller pour avoir plus de temps à potasser leurs livres.

Tu peux donc assister à des cours réguliers en amphithéâtre avec d'autres étudiants, pour certaines thématiques de ton choix. Les professeurs de la spécialité insistent sur les points qu'ils pensent importants à maîtriser pour les examens, comme pour la pratique. Petit conseil : c'est intéressant de **lire certains items de tes livres avant d'aller au cours correspondant**, cela t'aide à comprendre plus vite le sujet et tu pourras même poser des questions au professeur.

Par ailleurs, ton planning comporte des enseignements dirigés (ED) obligatoires qui sont des cours dispensés en petit groupe pour étudier plus précisément certaines notions ou pour apprendre des gestes techniques. Le but principal de ces enseignements est de mettre en application via des cas cliniques les items que tu as dû préparer en amont. Il t'arrive d'ailleurs d'avoir des devoirs à faire avant les enseignements dirigés. Et si tu as des questions, tu pourras alors les poser.

L'organisation des cours dépend des facultés. Il existe généralement deux manières de faire : soit des périodes de cours cumulés sur un certain temps (on parle de « blocs de cours »), qui s'alternent avec des périodes de stage hospitalier. Exemple : 6 semaines de cours qui s'enchaînent avec six semaines de stage et ainsi de suite. Deuxième possibilité : le stage uniquement les matins, et les cours de manière assez régulière les après-midis.

Le témoignage d'Aviscène

« Quel gâchis quand je ne préparais pas mes ED. »

« Durant l'externat, j'avais dès le début de l'année le planning de mes enseignements dirigés avec les chapitres abordés pour chacun. L'idée était de les lire avant d'aller en enseignement dirigé (ED) pour ne pas être perdu lors de la présentation des cas cliniques. Malheureusement, je n'étais pas l'élève le plus studieux et il m'arrivait d'aller à ces cours sans n'avoir rien préparé. À posteriori, je me rends compte que c'était vraiment du gâchis. Car les fois où j'ai travaillé en amont des ED, le résultat était clairement différent ! Cela me permettait de bien comprendre les cas cliniques, d'intégrer des connaissances sur le long terme, et de poser des questions sur des éléments que je n'avais pas bien compris. Donc un conseil : essaie de préparer au mieux tes ED avant d'y aller. »

→ Qui dit cours, dit examens !

On n'y échappe pas malheureusement. Tu as des partiels deux fois dans l'année, voire plus si ta fac décide de fragmenter un peu plus les blocs de cours à apprendre. Mais en général il y a des partiels en décembre ou janvier, et d'autres au mois de mai ou juin.

Le challenge est de gérer les cours et les révisions dans ton emploi du temps. Dans certaines facs, tu peux te retrouver avec des stages juste avant les examens. Pas facile alors de prendre le temps de bosser ses cours. C'est pour cela qu'il est important d'être régulier et de ne jamais accumuler de retard qui sera très difficile à rattraper.

Pour valider ton année, la moyenne est obligatoire dans chaque matière. Si ce n'est pas le cas, tu as des rattrapages : tu dois repasser durant l'été, la matière non validée. Crois-nous ce n'est pas une partie de plaisir, mieux vaut se donner à fond durant l'année que sur la plage.

Jusqu'à maintenant les examens se déroulent sur tablette informatique. Ils sont présentés d'une part sous forme de dossiers progressifs, c'est-à-dire des cas cliniques avec des questions se succédant sous forme de QCMs. Et à chaque question faite, tu avances dans le dossier sans pouvoir revenir en arrière. Ce qui est d'ailleurs assez rageant quand tu découvres à la question 2 que tu t'étais trompé à la question 1. Par ailleurs, tu as aussi des QCMs isolés, que l'on appelle QIs (questions isolées) sans lien entre elles, juste pour brasser un peu tes connaissances dans la matière.

→ Des entraînements avant le match

Les connaissances à emmagasiner sont très souvent impressionnantes et les examens ne sont pas faciles : il faut donc t'entraîner. Pour cela tu as, durant l'externat, ce qu'on appelle des conférences. Il s'agit de séances d'entraînement qui sont dispensées le soir ou le samedi matin, en général une à deux fois par semaine, par des internes ou des chefs de clinique de la spécialité concernée. Elles ne sont pas obligatoires, mais cependant très utiles ! Tu travailles sur des dossiers cliniques préparés puis corrigés par des internes, chefs de clinique, ou professeurs.

Ces conférences ne sont pas gratuites, cependant il y en a pour tous les porte-monnaie.

L'ambiance est en général conviviale, tu peux facilement échanger et poser des questions.

Il existe aussi sur Internet SIDES (Système interuniversitaire dématérialisé d'évaluation en santé). Il s'agit d'une banque nationale hébergeant de nombreux cas cliniques et des questions isolées proposés soit par des professeurs, des chefs de clinique. C'est une plate-forme gratuite à laquelle tu as accès grâce à tes identifiants universitaires et qui te permet de t'entraîner régulièrement.

De même que pour les conférences, il existe à l'instar de SIDES des plates-formes numériques d'entraînement privé qui sont payantes, mais qui offrent parfois plus d'options, comme des concours en ligne ou alors des corrections plus détaillées.

Bref, tout cela correspond à la partie théorique, mais elle ne suffit pas pour avoir une formation complète et devenir un bon médecin ! La formation pratique en service hospitalier est aussi très importante.

NOTRE CONSEIL : CASSER LE RYTHME

Entre tes cours et tes stages, une certaine routine risque de s'installer. À terme, si tu n'arrives pas à casser ce rythme routinier, tu risques d'être lassé et démotivé. C'est pour cela que l'on te conseille de modifier ton train-train quotidien de différentes façons. Alterne les endroits où tu révises, ne reste pas enfermé dans ta chambre, change parfois de bibliothèque pour réviser. Programme-toi des petites dates sympathiques qui vont rythmer ton calendrier. Va voir le dernier *Avengers*, programme un week-end à la mer, organise une soirée raclette. Tout cela te permet de travailler avec motivation en te disant « Vivement ma récompense de la semaine ! ».

APPRENDRE LA PRATIQUE

Durant tes études, tu entendras souvent cet adage : « la médecine s'apprend au lit du malade ». Et c'est vrai : c'est à l'hôpital que l'on se forme réellement au rôle de soignant. Tu mets en pratique ce que tu as appris dans tes livres, avec des applications concrètes. Tu comprends enfin certaines choses que tu n'arrivais pas assimiler en les lisant. Mais par-dessus tout tu apprends à examiner un malade, à faire des gestes techniques et surtout tu développes ton contact humain et la manière de parler aux patients comme aux familles. Enfin, tu as un quota de gardes à effectuer.

Le témoignage d'Adèle

en 5e année de médecine

« J'ai commencé à suturer dès la 2e année. »

« Quand j'ai su que je passais en 2e année de médecine, j'ai contacté des étudiants au-dessus de moi qui étaient de temps en temps aide opératoire (cela consiste à aider le chirurgien pendant une intervention). Après une phase d'observation au bloc, et après avoir bien appris les règles de stérilité : lavage des mains, habillage en tenues stériles, etc., je suis passée aux choses sérieuses ! J'ai fait aide opératoire deux à trois fois par mois pendant un an. Cela durait à chaque fois toute la matinée. On était un pool de quatre ou cinq étudiants et chacun allait à tour de rôle aider le chirurgien. On a un peu de temps pour faire cela en 2e année. En plus de gagner un peu d'argent, j'ai beaucoup appris, le chirurgien m'autorisant à effectuer mes premières sutures – sous son contrôle bien sûr. Cette expérience m'a servi plus tard lors de mes stages d'externat. C'était top ! »

→ Les premiers pas à l'hôpital

Pendant ton externat, tu fais des stages dans plusieurs services hospitaliers. Environ une douzaine au total. Le nombre de stages, leur durée et leur lieu dépendent de chaque faculté. Il arrive que les stages hospitaliers se fassent uniquement dans les grands Centres hospitalo-universitaires (CHU), selon les facs, tu en fais aussi dans de petits hôpitaux de périphérie, ou dans des cabinets de médecins généralistes.

Pour ce qui est de la durée de tes stages, il existe deux options. Soit tu es en stage tous les matins de l'année avec des cours l'après-midi, soit tu alternes des périodes de plusieurs semaines de stage à temps plein avec des périodes de cours de plusieurs semaines (appelées « blocs de cours »).

→ Comment choisir les stages ?

Dans beaucoup de facs, les stages sont regroupés par pôle (tu choisis un stage parmi un pôle chirurgie, un pôle urgence réanimation, un pôle médecine adulte, un pôle mère enfant, etc.), mais dans d'autres tu choisis un stage dans une liste exhaustive en fonction de tes envies ! Par ailleurs, certains stages sont obligatoires durant ton externat : urgences, pédiatrie, chirurgie, médecine générale, gynécologie, service de médecine adulte.

- Certaines facultés demandent aux étudiants de remplir leur préchoix parmi des pôles de stages, pour être ensuite attribué à chacun, en fonction des places disponibles dans les services hospitaliers. Dans d'autres facultés, le choix prend en compte le classement de l'année précédente. Les étudiants avec de meilleures notes choisissent en premier dans la liste de stages.

- Des facs laissent les étudiants choisir leur stage, mais de manière équitable : celui qui choisit en premier varie en fonction de la lettre alphabétique. Par exemple, pour le stage de septembre, le premier qui choisit est « Dupuis » puis les suivants dans l'ordre alphabétique. Pour le choix de mars, le premier qui choisit est « Vauclert ». Et ainsi de suite. Ou alors la promotion est coupée en une dizaine de groupes, et les groupes tournent à chaque répartition afin qu'un jour le groupe 1 choisisse en premier et un autre jour en dernier.

Finalement, les étudiants ont accès à des stages qu'ils aiment, mais aussi qu'ils n'auraient pas envisagés. Et le nombre de stages qui est tout de même conséquent permet d'avoir des expériences très variées durant l'externat !

NOTRE CONSEIL : CHOISIS D'ABORD CE QUI T'INTÉRESSE

Au moment de choisir ton stage, ne le fais pas en fonction de ce que tu as déjà appris. Beaucoup d'externes ont peur d'arriver dans un service où ils se sentiront nuls. L'idée est vraiment de découvrir toutes les spécialités qui t'intéressent pendant l'externat. Si par exemple, tu as l'occasion d'aller en ophtalmologie et que tu en as très envie, alors fonce ! N'attends pas d'avoir étudié la matière. Peut-être que l'occasion ne se représentera plus ! On n'attend pas de toi de faire fonctionner le service de toute manière, étant externe on sait très bien que tu vas à l'hôpital pour justement apprendre, alors préfère une discipline qui t'intéresse et mets à profit ton stage pour faire le plein de connaissances !

→ Le rôle de l'externe à l'hôpital

Durant l'externat, tu te retrouves à jouer les médecins… en formation. Les missions et le rôle de l'externe varient en fonction du stage. Cependant les choses se déroulent souvent de la même façon.

Prenons l'exemple d'un service dit conventionnel, comme un service de gastro-entérologie. Le matin tu fais le tour des chambres où sont hospitalisés les patients dans le service avec ton chef et/ou ton interne. En terme médical, on appelle cela **la visite**. C'est le moment où tu peux échanger, poser des questions, apprendre ton métier. Parfois on t'explique aussi comment pratiquer certains gestes médicaux au lit du patient, comme faire une ponction d'ascite (liquide présent dans le péritoine) ou encore une ponction articulaire.

Ensuite tu t'occupes des nouveaux patients hospitalisés dans le service : tu vas dans leur chambre pour les examiner (interrogatoire, examen clinique), pour après débriefer avec l'interne ou bien directement avec un des chefs. Vous déciderez de la conduite à tenir, c'est-à-dire les examens complémentaires à entreprendre et du traitement à mettre en place. Si ton chef pense qu'il est bon de demander un scanner ou une échographie, c'est souvent ton rôle d'organiser le rendez-vous : rédiger un bon, le descendre en radiologie ou appeler le radiologue. De même s'il faut faire un électrocardiogramme, ce sera souvent à toi de t'en charger.

L'après-midi, tu peux éventuellement encore t'occuper de nouveaux patients venant d'être hospitalisés dans le service. En terme médical, c'est ce qu'on appelle **« les entrées »**. On peut te demander de ranger les résultats de biologie ou d'imagerie dans leur dossier ou aussi programmer les rendez-vous de consultations pour les malades qui sortent. Ces différentes tâches administratives ne sont pas forcément les plus intéressantes à effectuer, mais tous les externes y passent. Eh oui, l'externat à l'hôpital n'a pas que des bons côtés... Tu reçois beaucoup, mais en contrepartie tu dois aussi donner. Tu es très souvent la petite main du service. Faire des photocopies, ranger des papiers, demander des examens, passer des coups de téléphone, etc. L'ensemble de ces tâches peut être vite barbant. Mais si tu es motivé et que tu te bouges, les médecins du service te laissent faire de plus en plus de choses et te donnent déjà des responsabilités, à ton niveau évidemment.

NOTRE CONSEIL : SE PRÉSENTER

Le premier jour en arrivant dans ton service hospitalier en tant qu'externe, présente-toi à tout le monde voire même à te répéter. C'est la moindre des politesses. Peu importe le service et le nombre de personnes qui y travaille. Tu risques d'être mal vu si tu ne le fais pas d'autant plus qu'un stage dure plusieurs semaines. Tu verras que ça peut changer énormément de choses. À l'hôpital on travaille en équipe, tu auras forcément besoin de demander à un moment ou à un autre, un conseil ou un coup de main à un aide-soignant ou un infirmier. Tu auras l'air bien bête si ça arrive et que l'on te répond « Tu es qui ? ». De même, n'hésite pas à demander de l'aide ou des conseils aux infirmier(e)s du service.

> Ils/elles connaissent le matériel, les habitudes et les soins pratiqués dans le service mieux que personne !

Et puis l'externat est aussi le moment de toutes les premières fois avec les émotions qui vont avec ! Imagine comme tu es fier le jour où tu réussis ton premier « gaz du sang » (prise de sang dans une artère, pas dans une veine) ou ta première suture ! Par exemple, en stage de chirurgie, tu es aux premières loges en étant aide opératoire du chirurgien. Tu es en face de lui, habillé en tenue stérile à tenir les écarteurs. Le soir tu as un peu l'impression d'être toi aussi chirurgien.

Selon ton stage, tu peux éventuellement découvrir d'autres aspects médicaux de la spécialité et aller par exemple, en consultation. Il ne faut surtout pas hésiter à prendre ce genre d'initiative lorsque tu as du temps libre même si tu es souvent tenté de partir plus tôt pour aller réviser (ou profiter). Sache que tu ne pourras qu'apprendre en participant au maximum et peut-être même développer un intérêt particulier pour la spécialité dans laquelle tu es en stage.

L'externe est donc là pour apprendre, mais il a tout de même un rôle à l'hôpital. Il permet aussi à sa manière de faire « tourner la machine hospitalière » en prenant part à son fonctionnement. Pour ce rôle-là, tu reçois un mini (pour ne pas dire microscopique) salaire d'externe : il commence à environ 100 € par mois en 4e année, pour aller jusqu'à 250 € en 6e année. Au moment où nous rédigeons ces lignes, il est en principe prévu que ces rémunérations augmentent légèrement.

→ Les premières gardes

L'externat est aussi le moment pour toi de faire tes premières gardes ! En effet, chaque étudiant doit faire un quota de gardes. Tu as le droit d'appréhender les gardes de nuit, mais rassure-toi, tu apprendras à les surmonter.

La plupart d'entre elles se font aux urgences, car c'est un service qui accueille des patients 24 heures sur 24 et qui a donc besoin de monde pour les prendre en charge. Mais tu peux aussi te retrouver à faire des gardes dans d'autres services, comme la réanimation, les soins intensifs, les salles d'accouchement ou parfois au bloc de chirurgie.

Le témoignage d'Aviscène

« Ma première sortie avec le SMUR. »

« C'est en 5e année que j'ai fait mes premières sorties avec le SMUR. Je me souviens d'une nuit d'été où l'on est intervenu sur un arrêt cardiaque à domicile. Arrivés sur place, les pompiers étaient déjà en train de masser. On a dû vite se relayer ! Et c'était pour moi la première fois que je faisais un massage cardiaque ! Je me souviens qu'il faisait très chaud, j'étais en sueur au point que mes lunettes ont glissé et sont tombées sur la personne que l'on tentait de réanimer. On a continué pendant 30 minutes. Malheureusement ça n'a pas suffi... Triste fin. Ça reste un des moments les plus marquants de mon externat. »

Le plus souvent ta garde commence après ta journée de travail (stage ou cours). Tu es généralement attendu vers 18 heures aux urgences. Tu y rencontres des médecins seniors et des internes avec lesquels tu dois te familiariser et faire équipe le temps d'une nuit. L'exercice est parfois un peu différent que celui de la journée, car les étudiants sont moins nombreux. Ton rôle est d'examiner les patients qui arrivent et de les présenter à tes internes ou à tes chefs. Vous décidez ensemble de ce que vous devez faire. C'est en garde que tu peux apprendre à faire des gestes comme tes premières sutures, la pose d'un plâtre, par exemple. Cela dépend aussi de la charge de travail, lorsque tout le monde est débordé, l'interne ou un autre médecin n'a pas de temps à t'accorder pour t'expliquer, et ton rôle risque d'être alors assez réduit. Généralement, si ton chef est sympa et si le flux de patients se calme, on te laisse aller te coucher une bonne partie de la nuit. L'externe reste rarement jusqu'au petit matin, mais ne t'inquiète pas, ça viendra avec l'internat, chaque chose en son temps ! Si tu es de garde, le lendemain tu as une journée de récupération pendant laquelle tu ne travailles pas. En clair, tu n'as pas à retourner le matin dans le service hospitalier où tu effectues ton stage.

Le témoignage de Marine

« Ma première garde. »

« J'étais externe dans un service d'urgence qui ferme la nuit, je devais donc être présente uniquement pour surveiller les patients hospitalisés dans le service d'UHCD (service de courte hospitalisation rattaché aux urgences), signifiant que je n'allais pas avoir trop de boulot et surtout la possibilité de dormir la nuit ! Le graal absolu. Je passe donc une nuit tranquille dans la chambre de garde plutôt mignonne. Le lendemain matin, je me réveille et je passe devant le bureau médical où il y a les écrans des scopes (vous savez, les écrans où l'on voit le rythme cardiaque des patients, comme dans *Grey's Anatomy*). Et là c'est le drame : j'ai l'impression qu'un patient est en arrêt cardiaque, mais je ne suis pas sûre (bah oui j'étais en 4e année et toute stressée). Les médecins sont en train de travailler sur le dossier d'un patient, quand je vais les déranger : "Euh, excusez-moi, mais je crois que le patient X est en arrêt cardiaque". Oh, mon Dieu ! Les médecins sont partis en courant dans sa chambre, ont tenté une réanimation rapide, en vain. Il était en très mauvaise santé et son décès était imminent, m'ont expliqué les médecins. N'empêche qu'à 8 heures du matin pour ta première garde, ça refroidit ! »

LES STAGES À L'ÉTRANGER

Franchir les frontières, effectuer un stage à l'étranger n'est pas vraiment dans la culture de la formation médicale. Contrairement à ce que font beaucoup d'autres étudiants inscrits en école de commerce ou d'ingénieur en partant plusieurs mois dans une université ou une entreprise en Allemagne, Espagne, Canada ou aux États-Unis... généralement les étudiants en médecine, eux, ne bougent pas trop. C'est dommage ! Car il est toujours intéressant de voir comment ça se passe chez nos voisins. L'organisation des systèmes de santé, comme les pratiques médicales changent plus ou moins d'un pays à l'autre. Aux Pays-Bas, beaucoup de femmes accouchent à leur domicile. La consommation d'antibiotiques est presque trois fois plus importante en France que dans les pays scandinaves. On pourrait ainsi multiplier les exemples qui mériteraient d'ouvrir en peu nos œillères vers les systèmes de santé de pays étrangers. Sans parler bien sûr d'une ouverture vers la médecine humanitaire !

Mais ne soyons pas trop mauvaise langue, beaucoup de facultés de médecine permettent tout de même de réaliser un stage de quelques semaines à l'étranger pendant l'externat, néanmoins certaines ne t'aideront pas vraiment. C'est alors surtout à toi de te débrouiller, si tu veux avoir une expérience à l'étranger. Selon le pays choisi, les démarches administratives sont plus ou moins complexes. Elles sont particulièrement lourdes si tu souhaites partir dans un pays nord-américain. Pour ces stages, tu peux éventuellement bénéficier d'une bourse : n'hésite pas à demander des informations à ta faculté ou à contacter le Conseil régional directement.

Le témoignage d'Adèle

en 5e année de médecine

« J'ai beaucoup appris lors de mon stage à Montréal. »

« Pour pouvoir faire un stage à Montréal, les démarches administratives ont été lourdes et compliquées, surtout du côté canadien. Il faut vraiment avoir envie de partir pour aller jusqu'au bout. Mais je ne regrette pas du tout mon expérience qui a duré deux mois en fin de 4e année. Pour ma part j'avais choisi le service de neurologie au Centre hospitalier de l'Université de Montréal (CHUM). J'étais la seule externe et j'étais supervisée par un interne et un médecin senior. En France les services hospitaliers débordent d'externes et on se bat pour le moindre geste technique. En neurologie, à Montréal, j'ai pu réaliser ma première ponction lombaire. J'étais très autonome, prenant en charge plusieurs patients, puis on révisait leurs dossiers avec le médecin. La hiérarchie se fait beaucoup moins ressentir et les médecins sont les premiers à t'inciter pour trouver ton propre diagnostic et la prise en charge de ton patient. La plupart sont très pédagogues et prennent bien le temps de faire de la théorie en plus de la pratique. L'autre avantage majeur du Québec est qu'on y parle français ! »

La préparation et l'organisation des stages à l'étranger sont à peu près les mêmes selon les facs. Avant de partir, la faculté de médecine te demande de remplir un document avec les informations sur le service hospitalier étranger de ton futur stage, et demande l'accord et une validation signée du responsable de ce service. Cela nécessite en amont pas mal d'échanges de mails entre le service administratif de ta fac et l'hôpital où tu as prévu d'aller. Une fois ce stage effectué, tu reviendras en France avec la preuve écrite de la validation du responsable de ton stage à l'étranger.

Enfin, plus tard dans le cursus universitaire, des stages à l'étranger sont effectués par certains internes ou chefs de clinique lorsque ceux-ci, en se spécialisant, souhaitent avoir une expérience aux États-Unis, en Angleterre, par exemple, dans un service hospitalier très expert dans un domaine. Le séjour peut durer six mois, un an.

Le témoignage de Marine

« Mon stage préféré : la gynécologie-obstétrique en Nouvelle-Calédonie (ce n'est pas à l'étranger mais c'est loin quand même !). »

« En 5e année, j'ai fait une demande de stage inter-CHU en Nouvelle-Calédonie. Ce qui en a étonné plus d'un. En effet, les externes n'ont pas l'habitude de postuler pour faire un stage dans les régions et pays d'outre-mer, et encore moins en 5e année de médecine en pleine préparation de l'internat. Mais j'ai entrepris toutes les démarches nécessaires, et mon stage a été accepté. J'ai eu droit à des dizaines, voire à des centaines de remarques négatives sur les réseaux sociaux, qu'importe ! J'ai choisi d'aller en gynéco-obstétrique à Nouméa, car je n'avais pas eu accès à ce stage à Lyon... et ce fut le meilleur de tout mon externat, dans un hôpital flambant neuf. Étant la seule étudiante du service, j'ai été chouchoutée et invitée à participer à absolument tout ! Salle d'accouchement, consultations de suivi de grossesse et de contraception, échographies obstétricales, PMA, bloc opératoire de cancérologie, de gynécologie... J'ai même assisté la gynécologue pour le premier accouchement après l'inauguration de l'hôpital. J'ai énormément appris en prenant un plaisir fou, dans une ambiance chaleureuse, tout en découvrant une autre culture. »

UN CONCOURS POUR TERMINER EN BEAUTÉ : LES ECN

Nous n'allons pas nous attarder sur ce concours, car bientôt avec la réforme du 2e cycle il n'existera plus. Sa suppression concerne en principe les étudiants de 4e année à la rentrée de septembre 2021. Mais il semble important d'en toucher un mot du fait que jusqu'en 2023, il devrait rester la méthode d'évaluation en fin de 6e année, pour que chaque étudiant choisisse sa spécialité.

À la fin de la 6e année, c'est-à-dire à la fin de l'externat, tous les étudiants en médecine de France, passent un concours : les « épreuves classantes nationales », que l'on appelle plus communément les ECN. Depuis peu, le nom s'est même modernisé pour être les ECNi (i pour informatique), car les épreuves se font de manière connectée, directement sur tablette informatique.

→ L'objectif

Son but est de créer un classement entre tous les étudiants en 6e année de médecine de France. Il permet de les faire choisir dans l'ordre, leur spécialité, ainsi que la région dans laquelle ils feront leur internat. Forcément certaines spécialités et certaines villes sont plus convoitées que d'autres, et les places étant limitées, il s'agit donc d'obtenir le meilleur classement possible pour obtenir le choix que l'on souhaite. Cependant, il n'y a pas d'éliminé, tout le monde finira médecin, le seul hic est de ne pas réussir à obtenir son premier choix dans la spécialité ou la ville désirée. Ce système engendre beaucoup de pression et de stress durant l'externat, où la compétition entre étudiants est importante.

→ Les modalités du concours

Jusqu'à maintenant, le concours se déroulait en trois jours. Les épreuves se font dans des centres d'examens sur tablettes informatiques.

- 3 demi-journées, avec à chaque fois 6 dossiers cliniques dits progressifs sous forme de QCM. C'est-à-dire, 6 cas cliniques avec une succession d'une quinzaine de questions dans l'esprit d'une démarche clinique : diagnostic, prise en charge, thérapeutique, etc.
- 1 demi-journée avec une série de 120 questions isolées sous forme de QCM. C'est-à-dire 120 QCMs sans lien les uns avec les autres balayant tout le champ de connaissances requis pour le concours.
- 1 demi-journée avec une épreuve de lecture critique d'article (LCA). C'est-à-dire deux articles scientifiques en anglais sur lesquels tu as pour chacun une série d'une quinzaine de questions d'analyse de texte et de données.

→ Le résultat et le choix des spécialités

Les résultats du concours sont publiés sur Internet environ une semaine après avoir passé les épreuves. Et tu as ensuite tout l'été pour réfléchir à ton choix de spécialité et de ville. Les choix définitifs se font sur Internet pendant tout le mois de septembre : dans l'ordre du classement, du premier au dernier, par bloc de 500 étudiants par jour environ.

Le témoignage de Charles

en 6e année, 1er au concours des ECNi 2019

« J'ai commencé à travailler sérieusement dès la 4e année. »

« J'ai été surpris d'être major au concours national des ECNi, même si j'avais bien réussi auparavant, depuis ma 4e année, puis ensuite les concours blancs à Lyon, comme celui au niveau national où j'étais premier. Pourtant le jour J, pendant l'épreuve du concours, j'ai eu le sentiment de ne pas en connaître assez. J'ai commencé à travailler sérieusement dès la 4e année de façon régulière comme beaucoup d'autres étudiants de ma fac de Lyon-Est. Je me suis efforcé de bien comprendre les différentes pathologies, le pourquoi du comment, etc. Puis j'ai augmenté mon rythme de travail au fil des mois. J'ai quand même pris 6 semaines de vacances entre la 5e et la 6e année. Cinq mois avant les épreuves, j'ai beaucoup travaillé, du vrai bachotage. Je n'ai pas fait véritablement d'impasse. J'ai suivi le conseil d'un de nos conférenciers : connaître 70 % des 100 % du programme, plutôt que 100 % des 70 % du programme. »

→ Par quoi le concours des ECN sera-t-il remplacé ?

Les modalités d'évaluation et de choix de spécialités ne sont pas encore totalement définies à l'heure où nous rédigeons ces lignes.

Cependant, voici de quelle façon devraient être organisées ces ECN nouvelle version, à la fin du 2e cycle :

- La mise en place d'une procédure dite de « matching » prendra en compte trois grands paramètres : les niveaux de connaissances ; de compétences ; et aussi la qualité du parcours universitaire de chaque étudiant.
- Le niveau de connaissances qui comptera pour 50 % de la note finale, comprendra des épreuves théoriques constituées de QCMs, de QROCs, d'analyses d'images, etc. Pour cette épreuve nationale, le niveau de connaissances demandé devrait être un peu moins élevé qu'il ne l'était précédemment (pour éviter le bachotage). Cet examen se passera en fin de 5e année/début de 6e année.
- L'évaluation des compétences cliniques et relationnelles comptera pour 40 % de la note finale. Ces examens cliniques objectifs et structurés (ECOS) se passent en fin de 6e année grâce à des épreuves de simulation, à l'oral.
- Enfin, l'évaluation du parcours universitaire de l'étudiant (10 % de la note finale) prendra en compte différents facteurs : participation au tutorat, master fait en parallèle, job étudiant en rapport avec la santé pendant les études, stage fait à l'étranger, etc.

Chapitre 6

PLACE À L'INTERNAT

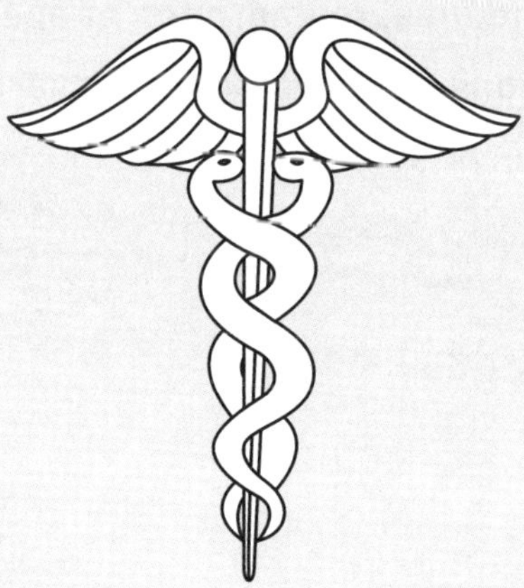

Déjà six années ont passé entre révisions, examens et journées assis devant ton bureau ou à la bibliothèque, ou en stage. En fin de 6e année, profite de tes vacances d'été bien méritées ! Elles vont te permettre de rebondir sur une nouvelle période importante de tes études, celle où tu deviens interne. Les internes, ça te parle peut-être ? Ce sont ces créatures jeunes, maladroites et apeurées tels de petits faons que tu vois dans les séries comme *Scrubs* ou *Grey's Anatomy*.

L'INTERNAT C'EST QUOI ?

L'internat est la période de tes études où tu deviens enfin médecin ! Alors certes tu n'as pas encore le titre de docteur, pour cela il faudra attendre de passer ta thèse. Cependant tu n'en es pas moins un médecin, jeune certes, mais médecin ! Ce titre ne veut pas dire que tu en as toutes les compétences ! L'internat est une période pendant laquelle tu te formes dans ta spécialité choisie juste après l'externat. Tu vas dans différents lieux de stages pendant plusieurs années jusqu'au jour où tu pourras enfin voler de tes propres ailes.

Alors, commençons d'abord par te présenter les différentes spécialités existantes.

LES DIFFÉRENTES SPÉCIALITÉS

Si depuis un moment tu envisages de faire médecine, ou si tu es déjà au début de ton cursus universitaire, tu n'as pas forcément connaissance du large spectre des spécialités existantes. En médecine il y a une question que tu entends souvent : « Tu veux te spécialiser ? » Question d'ailleurs qui risque de te saouler. Pourquoi ? D'abord parce que tu as l'impression de l'entendre

15 000 fois au cours de ton cursus, et que la plupart du temps tu n'as pas toi-même la réponse à cette question.

Pour être honnête, durant les premières années, beaucoup d'étudiants se lancent dans cette aventure sans forcément savoir précisément où ils seront en fin de parcours. Eh oui, pas facile de choisir quand tu découvres au fur et à mesure de tes études qu'il y a plus de trente spécialités différentes ! Il y en a vraiment pour tous les goûts. C'est l'avantage du cursus médical.

Alors, quelles sont les différentes spécialités ? Nous les avons listées, en décrivant chacune d'elles de façon très synthétique.

➔ La médecine générale

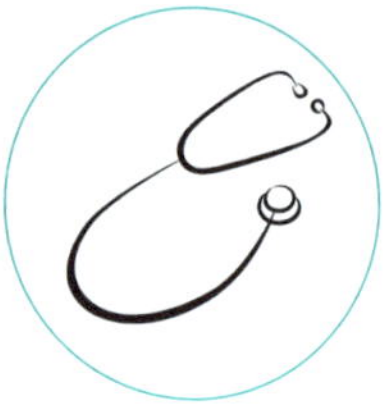

Nous commençons par cette spécialité, car oui c'en est une et il est important de le rappeler. Nous la présentons en premier, car nous sommes tous les deux internes de médecine générale, alors autant se lâcher ! Quand on parlait de la fameuse question : « Tu veux te spécialiser ? », c'est en général pour dire « Tu veux être généraliste ou faire une spécialité ? ». Or l'internat de médecine générale est un internat à part entière qui dure trois ans.

Le témoignage d'Aurélie

28e au concours des ECNi 2019

« Dès la 3e année, j'avais décidé de m'orienter vers la médecine générale. »

« Malgré mon bon classement au concours de l'internat, mes proches n'ont pas été surpris de mon choix pour la médecine générale, et pas pour une autre spécialité. Dès la 3e année, j'avais décidé de m'orienter dans cette voie et en avais d'ailleurs parlé autour de moi. Si au départ je pensais m'orienter vers une spécialité, au fur et à mesure des stages appréciant toutes les disciplines, il m'était impossible d'en écarter certaines. La médecine générale me convient parfaitement, car elle est polyvalente, avec aussi la diversité de pouvoir travailler en libéral ou à l'hôpital. Ce qui me plaît est la relation avec les patients en tant que médecin généraliste qui est très différente de celle à l'hôpital. Je suis contente de voir qu'en 2019 pas mal d'internes ont opté pour cette discipline. Cela prouve un changement de mentalité, car durant les études on entend trop souvent : il faut travailler au risque de finir généraliste dans la Creuse ! Heureusement, à la faculté de Créteil où j'ai fait mes études, il n'y a pas ce genre de discours négatif. »

Gros plan sur...

LES 10 BONNES RAISONS D'AIMER LA MÉDECINE GÉNÉRALE

Cette discipline est forcément notre coup de cœur puisque nous l'avons choisie ! Nous la détaillons ici pour mieux l'expliquer, déconstruire certains clichés et qui sait... peut-être te donner envie de t'engager plus tard vers cette spécialité. D'ailleurs, la médecine générale semble être de plus en plus appréciée par les jeunes internes, puisqu'en 2019, elle fut la 5e spécialité la plus choisie parmi les mille premiers sortis au concours de l'internat (ECNi). Voici le portrait de cette discipline en dix points.

1 Continuer de toucher à tout

Quand on aime la médecine et qu'on s'émerveille de tout, il est parfois difficile de choisir une spécialité d'organe et de se cantonner à cette dernière. Certains étudiants, au cours de leur cursus, développent une passion pour une discipline médicale ou chirurgicale spécifique. Cependant pour d'autres, l'envie de continuer à faire « un peu de tout » les amène à choisir la médecine générale. Effectivement en tant que généraliste, tu seras confronté à des problématiques variées en pédiatrie, gériatrie, gynécologie, traumatologie, dermatologie, psychiatrie, etc.

❷ Du petit bobo aux maladies graves

Au-delà d'être une pratique variée sur le plan des entités cliniques, c'est aussi une pratique variée sur le plan de la gravité des pathologies. Il persiste le cliché que le médecin généraliste ne soigne que des rhumes et des angines. Faux ! Par exemple, en tant que généraliste tu peux être amené à diagnostiquer un diabète, une leucémie, une polyarthrite rhumatoïde ou un trouble du rythme cardiaque et encore plein d'autres choses. Par la suite, tu diriges le patient vers l'hôpital pour une prise en charge spécialisée. Mais c'est toi qui es là au moment des premières plaintes, qui prescrit les premiers examens complémentaires et qui annonce parfois au patient sa maladie...

❸ Le premier recours dans le parcours de soin

Pour rebondir sur le point précédent, le médecin généraliste est souvent la première personne que le patient consulte en cas de souci. À toi ensuite de le diriger ou non vers un spécialiste si tu ne te sens pas capable de gérer le problème. Ainsi, tu peux débuter directement les investigations et la prise en charge d'un panel large de pathologies : l'asthme d'un enfant, le diabète de type 2 chez un adulte, une hypertension artérielle chez un senior, etc.

❹ Un travail ancré dans une pratique multidisciplinaire

Devant l'importance et la variété des situations que le généraliste rencontre, il est évident qu'il ne peut pas tout gérer seul. Tu es donc en permanence au contact avec d'autres professionnels pour la prise en charge de tes patients, ce qui rend la pratique très riche. Tu échanges avec d'autres médecins de spécialités différentes pour des avis sur des prises en charge, avec des infirmiers pour les soins à réaliser à tes patients, des kinésithérapeutes... et tu es parfois aussi amené à appeler ou à être appelé par les pharmaciens quand un souci survient au sujet du traitement d'un patient.

❺ Un internat court et varié

L'avantage aussi de la médecine générale est son internat qui est à ce jour le plus court. Il dure trois ans. Il sera peut-être amené à évoluer vers quatre ans, certaines discussions sont en cours sur le sujet. On te rappelle qu'au début de l'internat tu es déjà à minimum bac + 6. Donc le nombre d'années d'internat peut peser dans la balance au moment des choix. Mais un internat plus court ne signifie pas que tu n'apprends rien, au contraire ! Il est très varié, tu dois passer aux urgences adulte, en gynécologie, en pédiatrie, en médecine de ville, et dans au moins un service de médecine adulte hospitalière.

❻ La possibilité de devenir médecin de famille

Imagine, par exemple, être le médecin d'une mère et de sa fille, puis voir grandir cette jeune fille, finir par la suivre médicalement pendant sa grossesse et un jour la voir avec son bébé, pour lui faire son examen de sortie de maternité. En médecine générale, la pratique est assez particulière, surtout comparée à d'autres spécialités dans lesquelles tu n'es amené à voir les patients que de manière ponctuelle. Les médecins généralistes, eux, suivent leurs patients longtemps, voire toute leur vie, ce qui donne une autre dimension à l'exercice professionnel en faisant vivre des moments mémorables, dans le bon comme dans le mauvais sens.

❼ Mais pas que ! Une multitude d'exercices possibles

Être médecin généraliste ne signifie pas forcément être médecin de famille. Cela ne signifie pas non plus obligatoirement exercer en cabinet. Tu peux aussi travailler dans différents types de service hospitalier, par exemple de médecine polyvalente, de soins de suite et réadaptation en gériatrie, ou même dans certains services d'urgence. En libéral, tu peux t'installer comme médecin traitant, mais tu peux aussi faire de la médecine de premier recours dans des maisons de santé ou des structures comme SOS Médecins. La demande est grande, et on a souvent besoin de médecins polyvalents un peu partout, que ce soit dans des centres sportifs, dans des structures psychiatriques ou en PMI, par exemple.

8 Une liberté pour aménager ta vie comme tu le souhaites

Une conséquence directe du point précédent est que la médecine générale offre une grande liberté. Comme nous l'avons dit, tu choisis ta manière d'exercer. Tu peux cumuler différentes activités dans la semaine comme faire quelques jours en cabinet, un jour aux urgences pédiatriques et une matinée dans un établissement pour personnes âgées, par exemple. Il existe même un système de salariat pour des médecins généralistes. Tu peux aussi choisir la vie de remplaçant et travailler de manière fractionnée par période. Si tu travailles à ton propre compte, tu organises ton planning et tes vacances comme tu le souhaites. Un vrai souffle de liberté après de longues années de contrainte.

9 Des formations complémentaires

Même une fois ton cursus terminé, il existe plein de formations complémentaires auxquelles tu peux t'inscrire afin de compléter la tienne. Que ce soit des diplômes de médecine du sport, d'échographies, des formations plus spécifiques en nutrition, gynécologie, addictologie, douleur, par exemple. Autant de formations disponibles qui te permettront d'enrichir tes connaissances et potentiellement d'orienter ta pratique vers un champ plus spécifique.

⑩ Un bon salaire

Une question importante que tu te poses : celle de l'argent ! Combien gagne un médecin généraliste ? Évidemment tout dépend du lieu (cabinet libéral ou hôpital) et de ta manière de travailler. Si tu travailles en cabinet libéral, ton bénéfice dépend du nombre d'heures effectuées par semaine et de tes charges. Il est donc difficile de donner un chiffre, car il existe autant de revenus que de médecins généralistes. Cependant, on peut indiquer une fourchette assez large pour avoir une idée : de 3000 à 10000 € par mois selon l'exercice. Le revenu net annuel approche en moyenne les 80000 €. Dans tous les cas tu n'es pas dans le besoin.

Le témoignage de Marine H.

interne en 3e semestre de médecine générale, à Saint-Étienne

« J'aime le fait d'être libre d'exercer comme je l'entends et d'orienter ma pratique. »

« J'ai toujours voulu faire médecine, je suis épanouie dans ce domaine et je le vois comme un métier et pas un sacrifice. En médecine générale, j'aime le fait d'être libre d'exercer comme je le souhaite et de pouvoir orienter ma pratique en me "surspécialisant" grâce aux différentes formations complémentaires. En libéral, on organise nos horaires comme on le souhaite ce qui permet d'avoir une vie de famille et d'être présent pour ses enfants, ce qui est très important pour moi. Il faut cependant souligner quelques ombres au tableau : le manque de reconnaissance de nos pairs spécialistes d'organe, la difficulté à coordonner les soins et une quantité de paperasse qui peut devenir étouffante. »

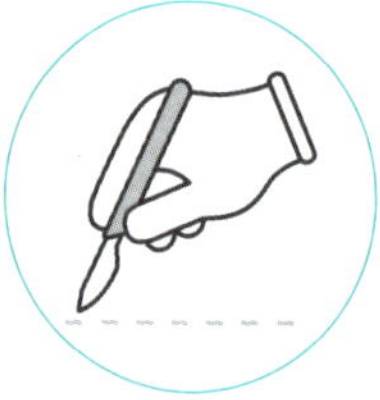

→ Les spécialités chirurgicales

De manière générale, lorsqu'on parle médecine, l'image du chirurgien et des opérations arrive très vite. La chirurgie occupe une part importante des différentes spécialités existantes.

Depuis 2016, en optant pour la chirurgie, tu choisis directement la spécialité chirurgicale qui te plaît le plus, et l'internat se centre principalement sur cette dernière. Auparavant, on intégrait un internat de chirurgie générale, et c'était au cours de celui-ci que l'interne se dirigeait vers telle ou telle spécialité chirurgicale.

L'avantage est de pouvoir désormais se concentrer plus longtemps sur la discipline qui t'intéresse afin d'améliorer l'apprentissage et de pouvoir exceller dans la pratique.

Voici une liste des différentes spécialités chirurgicales.

Chirurgie maxillo-faciale

De façon assez approximative, on peut dire qu'il s'agit de la chirurgie de la tête, en excluant le cerveau, les yeux (l'ophtalmologie), et en partie l'ORL. Que reste-t-il ? Toute la traumatologie du massif cranio-facial, les pathologies tumorales et malformatives, ainsi que de la chirurgie réparatrice. Dans cette spécialité est inclus aussi l'enseignement de la stomatologie qui s'occupe des pathologies de la cavité buccale.

Chirurgie orale

En parlant de stomatologie, c'est justement la chirurgie orale qui est la spécialité axée sur le sujet. Elle a la particularité d'être exercée à la fois par des médecins, mais aussi par des chirurgiens-dentistes. Elle s'occupe des pathologies des mâchoires et des dents, elle comprend aussi la chirurgie implantatoire. C'est la seule spécialité chirurgicale avec un internat d'une durée de quatre ans, contre six ans pour les autres.

Chirurgie orthopédique et traumatologique

Fractures, polytraumatismes, plaies à prendre en charge chirurgicalement, poses de prothèses articulaires, tumeurs osseuses, lésions tendineuses importantes et encore plein d'autres pathologies musculo-ostéo-articulaires, voilà les domaines de compétence de cette spécialité.

Le témoignage de Mathieu

interne en 5e semestre de chirurgie traumato-orthopédique, à Paris

« On est parfois très vite autonome pour prendre en charge des patients. »

« L'internat d'orthopédie est un bonheur pour ceux qui sont à l'aise avec leurs mains et qui ont une attention particulière pour prendre en charge la locomotion des patients. La traumatologie est une grosse part de l'activité : le fameux clou gamma pour certaines fractures du fémur (première opération que font les néo-internes : un vrai kif !), la plaque de poignet, l'exploration de la main après une grosse plaie... Puis il y a ce qui relève plus de l'orthopédie : les prothèses de hanches, de genoux, la ligamentoplastie... Les gardes peuvent être ultra-crevantes, mais l'avantage est qu'on est souvent très vite autonome pour prendre en charge des patients. On a une activité extrêmement variée allant du membre supérieur au membre inférieur ! »

Chirurgie pédiatrique

On nous le répète souvent en médecine, les enfants ne sont pas des adultes miniatures. Prendre en charge médicalement ou chirurgicalement un enfant est totalement différent de la prise en charge d'un adulte. C'est pour cela qu'il existe des chirurgiens spécialisés dans le domaine qui pourront opérer un enfant de 9 ans, comme un bébé de 9 mois.

Chirurgie plastique, reconstructrice et esthétique

C'est une vaste spécialité qui ne consiste pas uniquement à poser des implants mammaires ou à injecter du botox, même si cela fait partie de ses champs de compétence. La chirurgie plastique, c'est aussi la chirurgie réparatrice après de gros traumatismes, la chirurgie des brûlés, la microchirurgie, la chirurgie reconstructrice après certains cancers (après ablation d'un sein). Cette spécialité est tellement vaste que certains se surspécialisent dans une de ses branches.

Chirurgie thoracique et cardiovasculaire

Elle permet d'accéder à la chirurgie cardiaque, pulmonaire, mais aussi celle des gros vaisseaux. Il s'agit d'une chirurgie de pointe qui bénéficie de l'arrivée des nouvelles technologies. Malformations, cancers, transplantations, problèmes dégénératifs, pathologies vasculaires, autant de domaines qui font partie intégrante de cette spécialité.

Chirurgie vasculaire

Elle concerne les pathologies vasculaires de l'ensemble du corps, allant jusqu'aux pieds. Les maladies des vaisseaux sont en effet nombreuses et importantes du fait de nos modes de vie, et du vieillissement de la population. Soigner des anévrismes, poser une prothèse dans un vaisseau, effectuer un pontage sont les interventions de prédilection des chirurgiens vasculaires.

Chirurgie viscérale et digestive

Appendicectomie, ablation de la vésicule biliaire, transplantation du foie, chirurgie de l'obésité, chirurgie des tumeurs du tube digestif, cette discipline est peut-être la plus large des spécialités chirurgicales. Le champ des pathologies exploré est très vaste !

Neurochirurgie

Spécialité de pointe, très difficile et très exigeante, et c'est normal, car c'est la chirurgie qui concerne tout le système nerveux central, c'est-à-dire du cerveau et de la moelle épinière : tumeurs cérébrales, anévrismes intracrâniens, hernies discales, traumatismes rachidiens, traitements chirurgicaux de pathologies neurologiques comme la maladie de Parkinson ou l'épilepsie. Une chirurgie passionnante, mais exigeante.

→ Les spécialités médico-chirurgicales

En médecine, on aime distinguer les spécialités médico-chirurgicales de celles purement chirurgicales. C'est sûrement un abus de langage, car finalement toutes les spécialités présentées ci-dessus font partie intégrante de la médecine, et le chirurgien n'est pas juste une machine à opérer bêtement. C'est un médecin à part entière qui prend des décisions en amont et en aval de ses interventions.

Cependant, il existe des spécialités ou la partie dite « médicale » est plus prépondérante que dans celles citées précédemment. D'ailleurs certains praticiens peuvent se permettre de délaisser le côté chirurgical et ne plus opérer par la suite.

Gynécologie-obstétrique

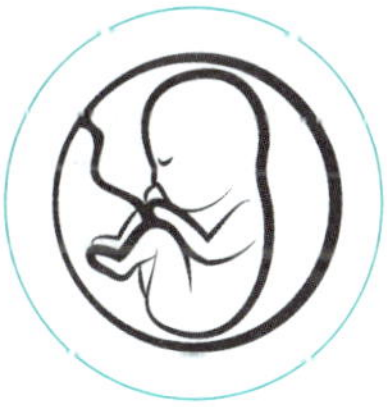

Encore une spécialité riche en termes de pratique. Il y a le côté obstétrical, c'est-à-dire la prise en charge des femmes enceintes tout au long de leur grossesse, qu'elle soit normale ou pathologique, la réalisation des accouchements (par voie basse ou césarienne). En gynécologie, sur le plan chirurgical, les interventions concernent l'appareil génital féminin, les seins. Les pathologies prises en charge sont nombreuses : de la simple mycose vaginale au cancer du col de l'utérus, en passant par les problèmes de fertilité, et encore la contraception.

Le témoignage d'Héloïse

interne en 4e semestre de gynécologie-obstétrique à Lyon

« Beaucoup de concessions, mais un métier passionnant. »

« L'internat de gynécologie-obstétrique est long et demande beaucoup d'investissement, en termes de temps de travail, et donc de concessions sur sa vie personnelle. En tant qu'obstétricien, on est amené à faire beaucoup de gardes, mais je le vis bien, car j'aime énormément mon métier ! La fatigue est vite oubliée quand on s'occupe d'une maman qui vous remercie en pleurant de joie d'avoir aidé à mettre au monde son bébé. C'est juste magique... Je tiens aussi à souligner que cette spécialité est beaucoup plus variée qu'elle n'y paraît. Chaque accouchement est différent, on ne s'en lasse jamais. La chirurgie gynécologique concerne aussi bien la partie pelvienne que la sénologie. On peut aussi se spécialiser en infertilité. »

Ophtalmologie

Malgré la petitesse de l'organe concerné, l'œil, cette spécialité est très riche, tant sur le plan médical que chirurgical : traitements des troubles de la vision, des strabismes, des glaucomes, mais aussi de toutes les complications oculaires des maladies comme le diabète, l'hypertension, etc. Et sur le plan chirurgical : opérations des cataractes, des traumatismes oculaires, des pathologies palpébrales, mais aussi tumorales.

Le témoignage d'Aurélien

interne en 5e semestre d'ophtalmologie à Lille

« La journée est intense, mais rarement longue. »

« J'ai choisi ophtalmologie, car cette spécialité permet un large choix dans le mode d'activité future, à savoir hospitalier et/ou libéral, ainsi que médical et chirurgical. Je me suis également reconnu dans le souci du détail et les possibilités qu'offre justement la microchirurgie. L'œil présente bien plus de complexité et de domaines variés qu'il n'y paraît pendant l'externat, où l'accès en stage est souvent difficile et la discipline traitée dans un livre succinct. Les surspécialités médico-chirurgicales sont nombreuses, dans des domaines et pour des pathologies différentes : le glaucome, l'inflammation, la rétine, la contactologie ou encore la chirurgie orbito-palpébrale. L'internat permet de goûter à tout cela, tout en gardant à l'œil (vanne de spé) les basiques de cette délicieuse spécialité. La journée de l'interne est souvent intense, que ce soit au bloc ou en consultation, mais rarement longue : ainsi nous est donnée la chance de profiter pleinement de notre jeunesse, de l'amour de nos proches, et de la vie en somme. »

ORL (oto-rhino-laryngologie)

Pour faire simple – alors que c'est une discipline complexe – c'est la spécialité du nez, de la gorge et des oreilles. Toute intervention chirurgicale réalisée dans cette zone du corps est effectuée par un ORL, que ce soit une opération sur la thyroïde ou bien l'ablation des amygdales. L'éventail des maladies est large : problèmes infectieux, inflammatoires, cancérologiques, troubles de l'audition, de la voix ou de l'équilibre.

Urologie

Au niveau chirurgical, les interventions urologiques peuvent par exemple, porter sur les reins (comme une greffe), les voies urinaires (en cas de calculs). Sur le plan médical, cette discipline s'intéresse aux problèmes sexuels masculins, aux troubles urinaires, comme les problèmes d'incontinence chez l'homme et la femme, etc. Les autres pathologies prises en charge en urologie peuvent être encore infectieuses ou cancéreuses.

Le témoignage de Martin

interne en 5e semestre d'urologie à Lille

« On a de nombreuses surspécialités permettant d'approfondir certains domaines. »

« L'urologie… Deux idées reçues : on passe son temps dans le pipi et on voit des zizis toute la journée. L'urologie ce n'est pas ça, enfin pas que ! C'est une spécialité médico-chirurgicale, mais plus chirurgicale que médicale. De la chirurgie des organes génitaux externes, en passant par l'endoscopie, puis la chirurgie ouverte, la chirurgie cœlioscopique, la chirurgie robot assistée… Tant de techniques différentes qui permettent de ne pas s'ennuyer !

Et non, on n'opère pas que les hommes. On s'occupe de l'appareil génital masculin, mais aussi de l'appareil urinaire dont les femmes sont elles aussi pourvues !

Il y a de nombreuses surspécialités en uro, qui permettent d'approfondir certains domaines : la cancérologie, la greffe, la chirurgie transgenre, la neuro-urologie, l'andrologie ou encore la chirurgie fonctionnelle comme les incontinences urinaires de la femme et les prolapsus avec la pelvipérinéologie qui n'est pas une discipline réservée aux gynécologues. En plus, on a une super association nationale qui se démène pour nous offrir une bonne formation ! Bref, arrête d'hésiter et choisis l'urologie. »

À noter

Toutes les spécialités mentionnées précédemment, qu'elles soient dans la catégorie chirurgicale ou médico-chirurgicale, ont un internat d'une durée de six ans, excepté la chirurgie orale avec un internat de quatre ans.

→ Les spécialités médicales

Passons maintenant au champ des spécialités dites médicales dont l'éventail est plus que large ! Tu en connais sûrement déjà quelques-unes. Neurologie, cardiologie, dermatologie, mais tu vas sans doute être surpris en découvrant les différentes possibilités de spécialisation. La pratique, le rythme, le contact avec les patients… tout les différencie.

Nous avons classé les différentes spécialités en fonction de la durée de leur internat.

LES SPÉCIALITÉS AVEC UN INTERNAT DE 4 ANS

Allergologie

C'est une spécialité reconnue comme telle depuis 2016. Elle se focalise sur l'étude, la prise en charge, le traitement de toutes les formes d'allergie de l'enfant et de l'adulte. Elle est à l'interface avec de nombreuses spécialités.

Cardiologie

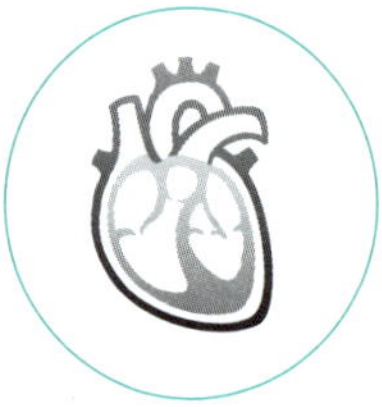

Un peu le marteau rouge de la médecine, c'est en général la première qui vient à l'esprit lorsqu'on évoque le terme de « spécialité ». Reconnue comme prestigieuse, elle s'intéresse à tous les problèmes cardiaques. Cette discipline qui est très technique, comprend la cardiologie interventionnelle avec par exemple, la pose de stents après un infarctus, la rythmologie avec parfois la mise en place de pacemakers, etc.

Dermatologie

Cette discipline s'intéresse à tous les problèmes de peau et des muqueuses. Le spectre est large entre maladies infectieuses, inflammatoires, auto-immunes, etc. Elle ne se résume certainement pas aux verrues et à l'acné.

Endocrinologie, diabétologie et nutrition

Il s'agit d'une spécialité assez complexe qui nécessite un vaste champ de connaissances. Elle s'intéresse à toutes les pathologies hormonales ainsi qu'à leurs organes respectifs : de la thyroïde, en passant par le pancréas (pour le diabète). Les pathologies liées aux glandes endocrines sont nombreuses et assez complexes. Cette spécialité comprend également la nutrition, avec la prise en charge médicale de l'obésité, mais aussi des dénutritions liées à certaines maladies chroniques.

Le témoignage d'Anne

interne en 3e semestre d'endocrinologie-diabétologie-nutrition à Paris

« La prise en charge de nos patients est gratifiante. »

« Le système hormonal tient une place centrale dans le fonctionnement de tout organisme humain. Cette spécialité me paraît être au carrefour entre la médecine moderne surspécialisée et une médecine plus humaniste. C'est une discipline vaste dans laquelle se rencontrent des pathologies très fréquentes et des maladies génétiques rares. C'était donc pour moi une évidence de me diriger vers cette spécialité. L'endocrinologie demande une certaine agilité car l'interprétation de notre système hormonal peut être complexe. Beaucoup de pathologies que l'on traite sont curables, ce qui rend la prise en charge de nos patients gratifiante. Avec la diabétologie, on est confronté à la maladie chronique qui nécessite la mise en place d'une éducation thérapeutique. L'échange avec le patient est alors au cœur de la prise en charge, lui permettant de gagner en autonomie et en qualité de vie. Je me suis spécialisée dans les tumeurs endocrines dès mon 1er semestre, ce qui me permet de mettre en pratique les connaissances acquises durant tout le reste de mon internat. Actuellement, je me forme à l'échographie thyroïdienne. »

Génétique médicale

Intéressante, mais peu pratiquée, cette discipline n'est pas disponible dans toutes les régions (hôpitaux régionaux) de France. Il n'existe que quelques centres de référence. C'est une spécialité à la fois clinique et biologique. Elle s'intéresse aux maladies rares et complexes. L'aspect clinique consiste à diagnostiquer, faire de la prévention, traiter et suivre les patients concernés par une anomalie génétique. L'aspect biologique consiste en l'utilisation des techniques de biologie cellulaire et moléculaire pour établir des diagnostics.

Gériatrie

C'est une spécialité en plein essor du fait du vieillissement de la population. Et les besoins vont s'accroître dans le futur. Il s'agit d'une discipline transversale qui s'intéresse à la personne âgée, nécessitant des compétences en neurologie, cardiologie, gastro-entérologie, néphrologie... ainsi qu'un bon relationnel pour l'accompagnement des seniors.

Gynécologie médicale

C'est la gynécologie sans le côté chirurgical. Parfait pour ceux et celles qui veulent s'occuper de la santé de la femme, mais qui n'aiment pas le bloc ! Elle s'axe principalement sur la contraception, l'infertilité, le suivi de la grossesse mais aussi l'interruption volontaire de grossesse, la prise en charge des cancers gynécologiques, la ménopause, les questions relatives à la puberté et aux troubles sexuels.

Médecine d'urgence

Épuisante, mais très souvent enivrante. Un rythme particulier pour une spécialité particulière. Tout est dans l'intitulé. Cette discipline correspond aux premiers recours de soins à l'hôpital passant par la case « Urgences » : allant de la traumatologie, en passant par les premiers soins pour des nourrissons ou des personnes âgées, jusqu'à l'intervention du SMUR pour un arrêt cardio-respiratoire. Cette discipline très technique se caractérise par l'apprentissage de beaucoup de gestes, elle est à l'interface avec les autres spécialités. Il faut s'accrocher, mais elle est généralement source de beaucoup de satisfaction !

Médecine légale et expertise médicale

Deux grands domaines, avec d'un côté la médecine légale du vivant correspondant aux examens des personnes victimes de violences physiques, sexuelles... mais aussi des personnes en garde à vue, ou encore la médecine pénitentiaire. Et d'un autre côté, peut-être l'aspect le plus connu dans l'esprit du grand public : la médecine légale du « non vivant » appelée la thanatologie, basée sur les autopsies.

Médecine physique et réadaptation

Spécialité peu connue, elle permet de prendre en charge des patients atteints de déficiences fonctionnelles, de malades polyhandicapés, de personnes qui ont subi de lourds traumatismes ou des interventions chirurgicales importantes. Elle s'occupe de la rééducation, du suivi, de l'appareillage. Cette spécialité permet de se tourner éventuellement vers la médecine du sport. Exemple : le médecin de l'équipe de France de football est un médecin de cette spécialité.

Médecine du travail

C'est une médecine surtout préventive. Ce spécialiste s'occupe de la santé des salariés en entreprise et doit faire en sorte de prévenir les problèmes physiques et psychologiques liés au travail, mais aussi proposer des solutions dans le travail et son organisation lorsqu'un problème survient. Dans ses missions, ce médecin doit passer au moins un tiers de son temps à analyser les conditions de travail des employés et peut conseiller ou demander des aménagements. Le reste du temps, il s'entretient, examine, prescrit des examens aux employés. C'est lui aussi qui détermine l'aptitude des salariés au travail.

Médecine vasculaire

Cette spécialité s'intéresse aux pathologies des vaisseaux : artères, veines, vaisseaux lymphatiques et microcirculation. Elle utilise beaucoup de techniques d'imagerie, comme l'écho-doppler, mais aussi thérapeutiques comme les traitements endoveineux par radiofréquence/laser.

Neurologie

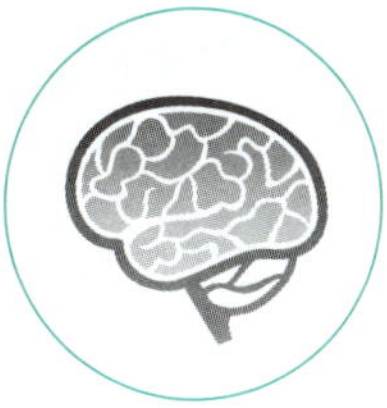

À l'instar de la cardiologie, c'est une spécialité qui est connue du grand public. Elle s'intéresse comme son nom l'indique à toutes les pathologies neurologiques. Ces affections sont variées allant des pathologies chroniques comme la sclérose en plaques, la maladie de Parkinson, les polyneuropathies aux pathologies aiguës comme les AVC, etc. C'est une spécialité avec énormément de perspectives sur le plan thérapeutique.

Psychiatrie

Mot transparent pour désigner la médecine de la santé mentale, et son lot de maladies : dépression, schizophrénie, bipolarité, addictions, troubles du comportement alimentaire dont l'anorexie, autisme, et bien d'autres affections. Cette spécialité nécessite d'avoir un grand sens clinique, des capacités d'écoute et d'empathie. Elle peut rebuter comme elle peut fasciner.

Le témoignage de Pauline

interne en 3e semestre de psychiatrie à Lyon

« La communication avec le patient est le pilier de notre pratique. »

« Le panel des pathologies et des exercices est très large avec la psychiatrie aiguë et chronique, l'addictologie, la pédopsychiatrie, la gérontopsychiatrie, la neurobiologie avec la possibilité de faire de la recherche, la psychanalyse... Choisir la psychiatrie, c'est choisir avant tout un métier très humain, au contact des autres et de leurs histoires de vie tout aussi passionnantes que traumatisantes. La communication avec le patient est le pilier de notre pratique : il faut donc aimer parler, échanger, analyser. On est face parfois à une certaine violence psychologique, confronté à la souffrance psychique des autres, comme en cas de suicide ou tentative, mais aussi parfois à une forme d'agressivité physique de certains patients. Même si cela peut être déconcertant, nous sommes formés et accompagnés pour y faire face, et travaillons en équipe. Avoir une porte de sortie vers l'exercice libéral et avoir une bonne qualité de vie ont été deux arguments déterminants dans mon choix, tout comme les évolutions possibles à long terme de cette profession grâce aux progrès de la recherche. Il y a encore beaucoup de zones d'ombre au niveau compréhension physiologique et thérapeutique. »

Rhumatologie

Cette discipline est centrée sur toutes les pathologies osseuses, articulaires, tendineuses, nécessitant une prise en charge médicale spécifique. Les maladies les plus souvent prises en charge sont l'arthrose, les tendinopathies, mais encore la polyarthrite rhumatoïde, la spondylarthrite ankylosante, les arthropathies microcristallines, etc. C'est une spécialité technique avec la possibilité de faire des gestes invasifs (comme des infiltrations) ou des échographies.

LES SPÉCIALITÉS AVEC UN INTERNAT DE 5 ANS

Anesthésie, réanimation

Ces deux spécialités ont toujours été couplées, même si désormais il existe une spécialité à part entière que l'on nomme Médecine Intensive Réanimation (MIR) qui se focalise plus sur l'aspect réanimation. L'anesthésie est une discipline qui se pratique au bloc opératoire, puisqu'elle induit l'endormissement des patients devant se faire opérer. Cette discipline est aussi spécialisée dans la gestion de la douleur en pré comme en post opératoire. L'autre aspect de cette spécialité est la réanimation. Les réanimateurs sont un peu les superhéros de l'hôpital. On les appelle par exemple, en cas d'arrêt cardio-respiratoire dans un service. Ils s'occupent dans leur service des patients très gravement malades, dans un état critique souvent entre la vie et la mort. C'est une spécialité plus qu'enrichissante sur le plan scientifique et médical.

Le témoignage de Mohamed

interne en 7e semestre d'anesthésie-réanimation à Marseille

« Être un peu les MacGyver de la médecine. »

« D'abord, si j'ai choisi de faire médecine, c'était pour une simple raison : j'aimais les sciences et je voulais également faire un métier au contact de la population et les aider. La médecine répondait logiquement à ce désir. Puis il a fallu choisir une spécialité. Un des choix les plus difficiles de ma vie. Parmi toutes les spécialités qui me plaisaient (chirurgie, pédiatrie, rhumato, et même la médecine générale), j'ai choisi l'anesthésie-réanimation (au grand regret de mon médecin de famille qui comptait sur moi pour reprendre son cabinet). Les raisons sont multiples : la polyvalence et la diversité d'exercice du métier entre le bloc opératoire et la réanimation, le niveau de connaissances nécessaires et transversales à acquérir dans tous les domaines, la gestion de l'urgence vitale, la confrontation à la détresse des patients et des familles, savoir adopter une attitude digne, à l'écoute, empathique lors de situations exceptionnelles, le travail d'équipe (et les bonnes bouffes lors des gardes). Bref, on est un peu les MacGyver de la médecine ! »

Hématologie

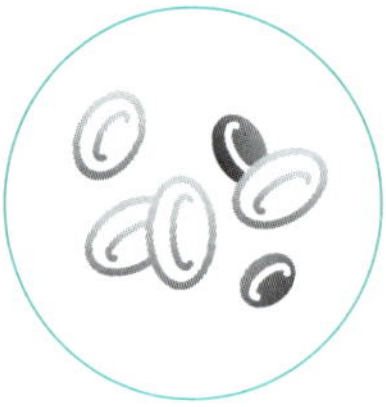

Cette spécialité s'intéresse à toutes les pathologies du sang (il y en a beaucoup !). Cette discipline se pratique généralement en milieu hospitalier, elle se concentre en grande partie sur les affections cancéreuses que l'on nomme hémopathies malignes comme les leucémies ou lymphomes : de leur diagnostic, à leur traitement et leur suivi. C'est une discipline complexe, mais passionnante pour laquelle la recherche médicale progresse et développe régulièrement de nouvelles thérapeutiques. Comme dans toutes les spécialités avec un volet oncologique, le rapport à la mort est parfois difficile à vivre.

Hépato-gastro-entérologie

L'intitulé de cette discipline permet de comprendre facilement de quoi il s'agit. C'est une des spécialités médicales les plus complexes, l'appareil digestif étant composé de tellement d'organes. De l'œsophage au rectum en passant par le foie, le pancréas, l'intestin, le nombre de pathologies rend cette spécialité autant intéressante bien que compliquée. Elle devient de plus en plus technique en raison du développement d'outils d'imageries avec les fibroscopies, les écho-endoscopies, etc.

Maladies infectieuses et tropicales

Passionnante et variée, cette spécialité s'intéresse à toutes les pathologies infectieuses complexes nécessitant une prise en charge spécifique, peu importe l'organe touché. Elle couvre un champ très large de maladies, allant de la tuberculose, à l'endocardite, en passant par la méningite, ou le suivi et le traitement des patients atteints du VIH. Pour cette discipline, le défi des années à venir est lié aux résistances bactériennes aux antibiotiques qui posent de plus en plus de problèmes. Sans parler de l'arrivée de nouvelles épidémies virales, comme celle du coronavirus.

Médecine interne et immunologie clinique

Ça ne vous parle pas vraiment ? Disons que la caricature de l'interniste, c'est Dr House. Pathologies rares, complexes, très souvent systémiques c'est-à-dire qui concernent l'ensemble du corps sont du domaine de l'interniste. Des exemples ? Si vous voulez, mais ça ne risque pas vraiment de vous éclairer pour le moment : lupus, vascularites, déficits immunitaires, sclérodermies, artérite de Takayasu... Ça vous fait rêver ?! En tout cas, cette spécialité fait travailler les neurones en demandant des connaissances vastes : la routine, ce n'est pas pour l'interniste.

Néphrologie

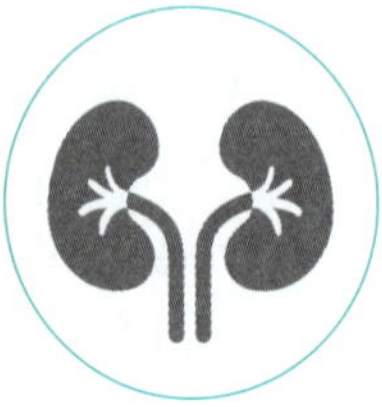

Axée sur le dysfonctionnement des reins, cette spécialité est en réalité très transversale, car les pathologies rénales entrent souvent dans le cadre de pathologies métaboliques, vasculaires ou génétiques avec des retentissements osseux, hématologiques, cardiovasculaires... Les néphrologues s'occupent des centres de dialyse, du suivi des patients transplantés. Très compliquée, c'est une spécialité qui nécessite beaucoup de connaissances et de la gymnastique d'esprit !

Oncologie

C'est la spécialité axée sur la prise en charge des cancers. Il existe deux branches dont le choix pour l'une ou pour l'autre doit se faire à la fin de la 1re année de l'internat. Pour faire simple, d'un côté, l'oncologie médicale qui gère les chimiothérapies, les thérapies ciblées, les immunothérapies (et les complications associées à ces traitements), et d'un autre côté, l'oncologie radiothérapie qui, comme son nom l'indique, utilise des rayonnements pour traiter les tumeurs.

Pédiatrie

Inutile d'en faire une description détaillée. C'est la médecine des enfants ! Comme nous l'avons dit pour la chirurgie pédiatrique, l'enfant n'est pas un adulte miniature. C'est une science à part entière. Il existe un tas de pathologies propres à l'enfant. C'est une spécialité transversale variée, qu'on peut exercer en libéral ou à l'hôpital dans un secteur souvent surspécialisé.

Le témoignage de Margot

interne en 4e semestre de pédiatrie à Montpellier

« Un gros volume d'horaires durant l'internat et de la pression. »

« J'ai choisi la pédiatrie, car je me sens plus à l'aise avec les enfants qu'avec les adultes, et je suis surmotivée à l'idée de combattre ce que je ressens comme une grande injustice, c'est-à-dire la maladie chez l'enfant. L'exercice possible en libéral a aussi été un argument dans mon choix. Mon cursus se déroule super bien et pour rien au monde je ne changerai de spécialité même si au départ j'ai eu peur de m'y engager. J'ai entendu beaucoup d'avis négatifs sur l'internat de pédiatrie notamment sur la difficulté à tenir le rythme, ce qui amène certains internes à demander un droit au remords. Il est vrai que les volumes horaires et la pression sont très importants. Je ne regrette cependant pas mon choix. Quand mon moral n'est pas au beau fixe, je vais examiner un petit bébé, ce qui me rebooste instantanément. La pédiatrie, c'est un peu le monde des bisounours, ce qui n'attire pas beaucoup d'hommes. Ainsi, les internes masculins sont chouchoutés par leurs collègues féminines. »

Pneumologie

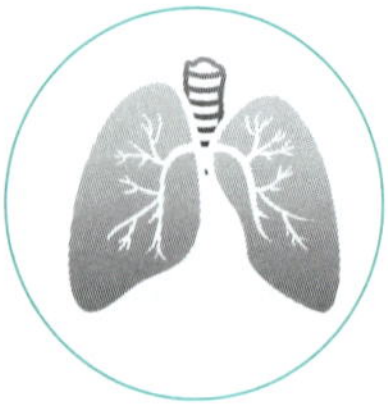

Il s'agit de la médecine de l'appareil respiratoire. Le spectre est très large : des pathologies courantes comme l'asthme ou les bronchopneumopathies chroniques du fumeur, mais aussi les affections cancéreuses, ou des pathologies plus rares comme la mucoviscidose. Il existe une partie technique avec la réalisation de tests respiratoires, de fibroscopies, ou de ponctions pleurales en cas d'épanchements pleuraux.

Le témoignage de Dimitri

interne en 5e semestre de pneumologie à Caen

« Je fais actuellement une surspécialisation en onco-pneumologie. »

« C'est depuis mon stage comme externe dans un service de pneumologie que j'ai trouvé ma voie. Ce qui m'a plu dans cette spécialité est la prise en charge globale du patient, notamment en onco-pneumologie. Je fais actuellement une surspécialisation dans ce domaine. Pour cela, au cours de ma formation, je dois effectuer un stage en oncologie médicale et un autre en radiothérapie. Ce qui est aussi très stimulant en pneumologie, ce sont les nombreux gestes techniques que l'on peut faire, un vrai plaisir quand on aime utiliser autant ses mains que son esprit ! En parlant d'esprit, la spécialité est stimulante du fait de sa transversalité, avec la physiologie, l'infectiologie, l'oncologie, etc. J'ai dû quitter ma région pour pouvoir faire pneumologie, mais je ne regrette absolument pas. Donc si la question se pose un jour pour vous, n'hésitez pas ! »

→ Les spécialités d'imagerie

Passons maintenant aux spécialités d'imagerie. Elles sont dépendantes des nouvelles technologies qui progressent sans cesse, et à l'avenir ces disciplines devraient encore fortement évoluer grâce à l'intelligence artificielle. Ces deux spécialités sont indispensables au diagnostic et au traitement de nombreuses maladies.

Médecine nucléaire

Tu n'en as peut-être jamais entendu parler, pourtant elle est très utilisée en médecine surtout dans le domaine de la cancérologie. Cette spécialité est surtout utile pour diagnostiquer des pathologies et pour suivre des patients. Grâce à différents appareils d'imagerie médicale et en administrant un produit radioactif dans le corps, il est possible de visualiser une maladie ou le fonctionnement d'un organe. Les examens phares sont la scintigraphie et le TEP Scan. L'internat de médecine nucléaire dure quatre ans.

Radiologie

Échographie, radiographie, scanner, IRM, voilà les grands examens qui dépendent de cette spécialité. Le radiologue doit être en capacité d'interpréter les images obtenues par ces différentes techniques pour faire avancer la démarche diagnostique. Mais la radiologie agit aussi parfois dans le domaine de la thérapeutique : c'est la radiologie interventionnelle. Dans ce cas, le praticien à l'aide de différents instruments et sous contrôle de ce qu'il visualise, peut traiter le patient en faisant un geste technique. Cet internat dure cinq ans.

→ Les spécialités de laboratoire

Cyto-anatomopathologie

Cette discipline a pour objectif d'analyser des échantillons de tissus de l'organisme, que ce soit de personnes vivantes (la plupart du temps) ou décédées, dans le but de faire le diagnostic d'une maladie. L'anatomopathologiste peut par exemple, conclure au caractère cancéreux d'un prélèvement, y rechercher des biomarqueurs pour guider la prise en charge sur le plan thérapeutique ; ou encore, analyser les causes d'une fausse couche en étudiant le fœtus. Cet internat dure cinq ans.

Biologie médicale

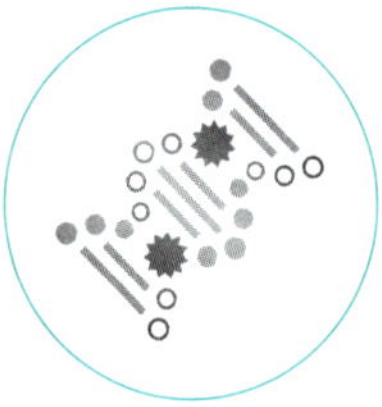

Cette discipline interprète tous les examens d'analyses médicales réalisés en laboratoire. Les examens les plus courants sont les analyses de sang, d'urine ou de selles. Les techniques utilisées sont très variées, comme le comptage et l'analyse morphologique des cellules, la biochimie, la virologie, mais aussi les techniques de biologie moléculaire, avec le séquençage génétique, etc. Dans cette discipline, le médecin utilise différents moyens techniques pour effectuer les analyses, il a peu de contacts directs avec les patients. Le biologiste est indispensable dans beaucoup de situations cliniques où les examens orientent le diagnostic. L'internat dure quatre ans.

→ La santé publique

Impossible de cataloguer cette spécialité qui est un peu à part. C'est une discipline non clinique. La santé publique consiste à analyser l'état de santé de populations avec de la recherche, de l'épidémiologie, des statistiques de santé, mais aussi de repérer des facteurs de risque pour la santé. Elle permet par la suite la prise de décision en politique de santé, la mise en œuvre de campagnes de prévention, par exemple. Elle s'intéresse aussi à l'économie de la santé. Elle couvre même le champ de la gestion de la qualité et de la sécurité des soins. L'internat de santé publique dure quatre ans.

Ces pages étaient peut-être un peu longues à lire, mais nous espérons que maintenant tu es convaincu qu'en médecine, tu peux exercer de différentes manières et dans des domaines très variés. Il y a de quoi se régaler et il y en a pour tous les goûts !

UNE RÉGION POUR L'INTERNAT, CHOISIR TU DEVRAS

Après l'externat, il ne suffit pas de choisir uniquement la spécialité que tu désires. Ce serait beaucoup trop simple ! Tu dois aussi désigner la région dans laquelle tu vas passer les trois à six ans à venir à te former.

Plusieurs situations sont possibles :

1. Ton parcours et tes résultats te permettent de choisir aisément ce que tu désires. Tu as le luxe (si tu es bien classé aux ECN) de pouvoir obtenir à la fois ta spécialité et l'endroit où tu veux l'exercer. Si tu souhaites rester dans ta région d'origine près de ta famille et de tes amis, rien ne t'en empêche. Inversement tu peux aussi partir dans une région qui te fait rêver depuis longtemps.
2. Tu as la possibilité d'exercer la spécialité que tu désires, mais... malheureusement pas dans la région dans laquelle tu habites ou dans celle qui te fait rêver. C'est là qu'apparaît un des plus grands compromis de la vie de jeune médecin : partir pour faire la spécialité que tu désires, ou rester et opter plutôt pour ton choix de spécialité n° 2, dans la ville que tu aimes. Ainsi, chaque année, des centaines de futurs internes sont confrontés à ce dilemme.

→ Les différentes possibilités

Les « régions » à choisir ne correspondent pas vraiment à la découpe administrative des régions que tu connais. En médecine, on préfère dire « dans quelle ville tu vas faire ton internat ? », car chacune des régions est désignée par la grande ville où se trouve le centre hospitalo-universitaire (CHU).

Ainsi les différents choix possibles sont :

- Amiens
- Angers
- Antilles-Guyane (cette division comprend des hôpitaux de Guadeloupe, Martinique et Guyane française)
- Besançon
- Bordeaux
- Brest
- Caen
- Clermont-Ferrand
- Dijon
- Grenoble
- Lille
- Limoges
- Lyon
- Marseille
- Montpellier-Nîmes
- Nancy
- Nantes
- Nice
- Océan indien (comprenant La Réunion et Mayotte)
- Paris
- Poitiers
- Reims
- Rennes
- Rouen
- Saint-Étienne
- Strasbourg
- Toulouse
- Tours

→ Des grands CHU, mais pas que !

Une précision importante à connaître : pendant l'internat tu dois effectuer plusieurs semestres dans le CHU choisi, mais aussi dans des hôpitaux de périphérie qui sont rattachés à ce CHU. Ceux-ci sont parfois très éloignés de la grande ville que tu as choisie.

Jusqu'à maintenant, c'est en fonction de ton classement et de ton ancienneté qu'à chaque répartition de stages, tu choisis dans quel hôpital périphérique de ta région tu pourras aller. Les ECN étant vouées à disparaître, les modalités de choix risquent de changer aussi. Cependant l'ancienneté restera à notre avis quelque chose d'immuable comme critère priorisant les choix. Ainsi, si tu fais partie des petits poussins de ta spécialité, tu risques très fortement de te retrouver très loin de ton CHU, du moins la 1re année d'internat.

→ Une nouvelle ville tous les 6 mois

Tu l'as compris, chaque semestre tu changes de stage, et par conséquent, la plupart du temps, aussi d'hôpital. Néanmoins, il reste tout à fait possible d'enchaîner deux semestres dans le même établissement, surtout lorsque tu es au CHU.

Alors tu te demandes si tu dois déménager tous les six mois ou pas ? Eh bien tout dépend de ta région. Il arrive que les hôpitaux périphériques ne soient pas très éloignés du CHU, ce qui permet de pouvoir t'installer sans bouger. Exemple à Lille, les hôpitaux de périphérie sont très accessibles en transport, ainsi tu peux tout à fait prendre un appartement à Lille et ne plus bouger. En revanche pour des régions plus vastes, c'est parfois plus compliqué comme pour Bordeaux (lire « notre conseil »). Mais rassure-toi, il est souvent possible d'être hébergé au sein même de l'hôpital ou dans un endroit (appelé l'internat) très proche spécialement conçu pour accueillir des internes et y vivre quelques mois. C'est très pratique surtout pour les nouveaux internes qui débarquent dans une nouvelle région et qui n'ont pas eu le temps de trouver un logement. Tu ne paies quasiment rien, une somme forfaitaire est prélevée de ton salaire. Ce n'est pas le grand luxe, mais tu as le confort nécessaire et l'ambiance y est en général très bonne. C'est généralement convivial avec parfois des soirées, des barbecues organisés.

NOTRE CONSEIL : PRENDRE EN COMPTE TOUS LES PARAMÈTRES AVANT DE SE DÉCIDER

Pour bien comprendre l'enjeu de ton choix en fonction des résultats de l'internat, un petit exemple s'impose. Bordeaux est une ville très attractive, elle est choisie très souvent dans les premiers. Ce qui veut dire que même avec des résultats et un parcours sans faute, tu peux te retrouver à être le dernier à obtenir une place de cardiologie à Bordeaux. Conséquence : au moment de choisir un hôpital périphérique, tu ne seras pas forcément le premier à le faire. Ainsi, tu peux te retrouver pour six mois à Bayonne qui est quasiment à 200 kilomètres de Bordeaux. Ceci est un élément qui peut te faire pencher pour une autre région où tu seras plus confortable pour tes choix de stages. Nuance à avoir en tête cependant : plus tu gravis les années, moins ce problème se pose, car tu choisis avant les promos qui sont en dessous de la tienne. Avant de te décider, pense à bien considérer l'ensemble de ces données dont certaines sont très matérielles.

L'ORGANISATION DE L'INTERNAT

L'internat est découpé en trois phases à la fin desquelles tu es censé être à chaque fois évalué :

- **La phase I socle** qui dure un an et dans laquelle on attend de toi que tu acquières les compétences de base de ta spécialité.
- **La phase II d'approfondissement** qui dure deux à trois ans, dans laquelle tu dois approfondir tes connaissances dans ton domaine de spécialité, passer ta thèse et construire ton projet professionnel.
- **La phase III de consolidation** qui dure un an et qui est une période d'autonomie supervisée, où tu consolides tes connaissances et ton savoir-faire. C'est à ce moment que tu construis un projet d'installation si tu désires par la suite travailler en libéral.

Cette organisation vaut pour toutes les spécialités sauf la médecine générale dont l'internat dure trois ans et qui ne possède pas de phase de consolidation.

Chaque phase est découpée en période de six mois (ou semestre). Tu dois faire des semestres dans différents services de différents hôpitaux en alternant des stages dans les grands centres hospitalo-universitaires, mais aussi dans les plus petits hôpitaux de périphérie. Il est aussi possible de faire ce qu'on appelle un « inter-CHU », c'est-à-dire un semestre dans un hôpital d'une autre région métropolitaine ou en Outre-mer.

Pour chacune des trois phases de chaque DES (= Diplôme d'études spécialisées, c'est le nom de l'internat de spécialité), il y a des stages obligatoires par lesquels tu dois passer et qui sont définis selon une organisation précise (qui s'appelle la « maquette »). Tu peux facilement retrouver les stages à effectuer sur Internet.

➜ Des cours...

Pendant l'internat tu as encore quelques cours, mais beaucoup moins que pendant les années précédentes. De même pour les examens. Tout cela dépend de ta faculté et de ta spécialité, car aujourd'hui la formation n'est pas encore homogène sur l'ensemble du territoire.

➜ ... des stages...

Pour ce qui est des horaires à l'hôpital, tu es censé faire 48 heures par semaine, et avoir droit à deux demi-journées de formation dans la semaine, que ce soit celles délivrées par ta fac ou que ce soit en autonomie. Malheureusement, ce n'est pas forcément respecté partout, et en réalité, tu fais très souvent des semaines beaucoup plus chargées.

➜ ... et la thèse

Pendant l'internat, tu dois aussi plancher sur ta thèse. C'est un projet de recherche sur un sujet précis de ta spécialité. Tu es guidé et encadré par un médecin, ton directeur de thèse. Tu fais de nombreuses recherches bibliographiques, un recueil de données, une analyse statistique et un travail d'écriture, qui ne durent en général pas moins d'un an.

LE RÔLE DE L'INTERNE

Entrons dans le vif du sujet : en quoi consiste le travail de l'interne ? Correspond-il vraiment à ce que tu as déjà vu dans les séries médicales les plus connues ?

Tout dépend d'abord de la spécialité choisie. On ne va pas détailler les fonctions propres à chacune d'entre elles, car en fait dans le travail à effectuer il y a beaucoup de points communs entre ces disciplines.

→ La prise en charge médicale des patients sous supervision

La mission principale de l'interne est de prendre en charge des patients, sous le contrôle et l'œil d'un senior. On l'a déjà mentionné ailleurs : être interne signifie être jeune médecin. Jeune médecin, certes, toujours en formation néanmoins.

Peu importe le service hospitalier dans lequel tu te trouves, le schéma est le même. Si tu es en hospitalisation « classique », tu accueilles les nouveaux patients, les interroges, les examines, demandes des examens complémentaires, prescris des thérapeutiques. Tu peux être amené à réaliser des gestes techniques, comme la pose d'une sonde urinaire par exemple, ou une ponction lombaire. Tu revois tes patients de manière régulière pour les réévaluer et avancer dans la prise en charge. Tu es également au contact avec des familles pour leur expliquer et les informer de l'état de santé de leur proche. Selon ton degré d'expérience et le niveau de difficulté du problème médical à traiter, tu es plus ou moins autonome. Mais dans tous les cas, tu peux faire appel aux seniors pour demander de l'aide ou des conseils.

Dans les spécialités chirurgicales, l'interne assiste le chirurgien dans ses opérations afin de maîtriser les gestes, jusqu'à les faire lui-même sous l'œil attentif de son senior. On peut prendre aussi l'exemple de la radiologie où l'interne devient progressivement autonome pour donner lui-même l'interprétation des scanners ou IRM, ou réaliser lui-même des échographies.

→ Et plein d'autres missions

Dans ton service hospitalier, tu es amené à faire bien plus qu'examiner les malades et prescrire des médicaments. Tu dois tenir à jour le dossier médical de tes patients en notant à chaque fois l'évolution, les résultats des différents examens. Tu es aussi souvent amené à téléphoner à d'autres médecins afin de demander des avis nécessaires pour les prises en charge des patients.

Tu as également souvent des missions plus administratives, comme dicter les courriers de sortie d'hospitalisation qui sont envoyés au médecin traitant de chaque patient, ou alors compléter des dossiers d'admission pour des centres de convalescence.

Il y a parfois des réunions médicales dans lesquelles tu es amené à présenter un cas clinique (le cas d'un patient). Ou parfois selon ton service, on te demande de faire une présentation sur un sujet précis devant le reste de l'équipe.

Dans les services, il y a aussi des externes qui accompagnent et suivent l'interne comme de petits canetons derrière leur maman canne. C'est aussi ton rôle d'essayer de leur transmettre tes connaissances, de leur apprendre à réaliser des gestes simples, de leur donner confiance et d'essayer de leur faire aimer ton métier.

→ Assurer les gardes à l'hôpital

Tu imagines bien qu'un hôpital ne s'arrête pas de fonctionner ni la nuit ni le dimanche. Certains patients restent hospitalisés et les urgences en accueillent de manière continue. De ce fait, il est nécessaire que chaque nuit, des médecins soient présents à la fois aux urgences et dans l'hôpital. Ce sont les médecins de garde. Alors évidemment il y a des médecins-chefs qui sont de garde, ou alors d'astreinte (c'est-à-dire qu'ils ne sont pas sur place, mais joignables et qu'ils se déplacent en cas de souci).

Ainsi au début de chaque semestre, il y a la répartition des gardes. Tous les internes de l'hôpital – TOUTES spécialités confondues – se réunissent pour se répartir toutes les nuits, et tous les week-ends du semestre.

Les gardes ne sont pas évidentes, car ce sont des moments où tu peux être amené à gérer n'importe quel problème médical, même s'il n'y a pas de rapport avec ta spécialité. Exemple : tu es interne de rhumatologie, tu es de garde aux urgences et à 2 heures du matin, on t'appelle dans le service de cardiologie chambre 225, car la patiente a une fréquence cardiaque à 195 battements/minute et le supporte mal. Autre exemple : tu es interne en gastro-entérologie, tu es de garde aux urgences et une personne est arrivée, car elle s'est cogné la main maladroitement en tapant dans un mur (un classique) et se retrouve avec une main grosse comme une enclume. Évidemment, tu as toujours des médecins-chefs à qui t'adresser à l'hôpital, que ce soit un urgentiste sur place, ou un réanimateur, ou alors un autre spécialiste chez lui, d'astreinte.

UN FILM ET UNE SÉRIE PLUTÔT RÉALISTES !

De nombreuses séries produites aux États-Unis existent sur le monde médical : les plus connues sont *Grey's Anatomy, Scrubs, Dr House, Urgences*. Mais ces séries ne reflètent pas forcément la réalité. On a la chance d'avoir une série made in France réalisée par Thomas Lilti : *Hippocrate*.

C'est la deuxième fois dans ce livre que nous parlons de ce réalisateur, c'est simplement parce que nous apprécions son travail. La série en question, sortie en 2018, faisant suite au film du même nom, *Hippocrate*, est plutôt réaliste. Malgré certains traits exagérés, elle met bien en scène ce que nous pouvons vivre au quotidien en tant qu'interne, c'est-à-dire son rôle, les gardes, les répartitions, les choix de stage, etc.

Voir la vidéo d'Aviscène au sujet de la série *Hippocrate* : https://youtu.be/8n8dlQZFKqk

Il existe quelques nuances aussi à connaître. Certains internes spécialistes font leur garde là où on a besoin d'eux la nuit.

Par exemple, les internes de radiologie font leur garde en radio pour interpréter les scanners de la nuit, les biologistes médicaux sont au labo, les réanimateurs en réanimation et les internes de chirurgie tournent aux urgences pour donner les avis sur tout ce qui réfère de la chirurgie et si nécessaire, la nuit ils peuvent intervenir au bloc opératoire.

Les gardes sont donc des moments formateurs, mais difficiles, car elles commencent en général à 18 heures après ta journée dans ton service et se finissent le lendemain ! Finalement, lorsque tu es de garde tu sais que tu es parti pour 24 heures à l'hôpital. Heureusement, le lendemain tu as ton repos de garde où tu ne travailles pas.

PRÉSENTER TA THÈSE POUR DEVENIR DOCTEUR

La fin du cursus est marquée par une étape symbolique et cruciale qui nécessite un assez gros travail : le passage de la thèse. Il s'agit plus précisément de la thèse d'exercice qui est une sorte de mémoire sur un sujet d'étude. Une fois la thèse soutenue, tu obtiens enfin le titre de docteur en médecine. Les thèses d'exercice sont à différencier des thèses de sciences, beaucoup plus longues et complexes permettant, entre autres, d'obtenir finalement le statut de professeur (lire page 234).

Tu es censé présenter la thèse d'exercice avant la fin de ton internat. Selon ta spécialité, il peut exister un délai entre la fin de l'internat et la date de la soutenance de la thèse (mais à terme, ce délai devrait être supprimé).

➔ En quoi consiste une thèse ?

Elle consiste à rédiger un travail d'une cinquantaine de pages environ sur un sujet précis de recherche, en lien avec ta pratique médicale et ta spécialité. Le sujet est assez pointu. Par exemple : « La tolérance des antirétroviraux chez une population de patients infectés par le VIH. »

Pour ce travail, tu es encadré par un directeur de thèse qui coordonne tes recherches, te relis et t'aide dans l'avancée de ton travail. La rédaction de la thèse ne dure en général jamais moins d'un an. C'est assez long, car il y a plusieurs étapes. Définir un sujet, établir la bibliographie (revues scientifiques, avis de sociétés savantes, etc.), travailler ensuite sur le sujet de thèse proprement dit : cela consiste généralement à élaborer des questionnaires, faire des entretiens, recueillir et analyser les résultats... et finalement rédiger la thèse. Ce n'est pas terminé pour autant, car tu dois aussi composer ton jury constitué d'au moins quatre membres, dont deux ayant un statut de professeur. La dernière étape est la soutenance de ta thèse devant ce jury, ta famille et tes amis. Eh oui, c'est le premier moment de ton cursus où tu passes un examen devant tes proches !

Tu présentes généralement ta thèse en tenue particulière, traditionnelle, avec un genre de longue robe qui ressemble un peu à celle des avocats. Les membres du jury portent aussi des tenues de circonstance. La soutenance de thèse se fait le plus souvent dans une salle dédiée aux allures solennelles avec parfois aux murs des tableaux de portraits d'anciens médecins. Une fois la thèse soutenue, ton jury délibère. Il revient ensuite vers toi pour te dire si tu es enfin... docteur en médecine ! Le tout en te décernant une mention en fonction de la qualité de ton travail de recherche.

Une fois ce titre décerné devant ta famille et tes amis, la main droite levée, tu lis le fameux serment d'Hippocrate.

LE SERMENT D'HIPPOCRATE

« Au moment d'être admis(e) à exercer la médecine, je promets et je jure d'être fidèle aux lois de l'honneur et de la probité.

Mon premier souci sera de rétablir, de préserver ou de promouvoir la santé dans tous ses éléments, physiques et mentaux, individuels et sociaux.

Je respecterai toutes les personnes, leur autonomie et leur volonté, sans aucune discrimination selon leur état ou leurs convictions. J'interviendrai pour les protéger si elles sont affaiblies, vulnérables ou menacées dans leur intégrité ou leur dignité. Même sous la contrainte, je ne ferai pas usage de mes connaissances contre les lois de l'humanité.

J'informerai les patients des décisions envisagées, de leurs raisons et de leurs conséquences.

Je ne tromperai jamais leur confiance et n'exploiterai pas le pouvoir hérité des circonstances pour forcer les consciences.

Je donnerai mes soins à l'indigent et à quiconque me les demandera. Je ne me laisserai pas influencer par la soif du gain ou la recherche de la gloire.

Admis(e) dans l'intimité des personnes, je tairai les secrets qui me seront confiés. Reçu(e) à l'intérieur des maisons, je respecterai les secrets des foyers et ma conduite ne servira pas à corrompre les mœurs.

Je ferai tout pour soulager les souffrances. Je ne prolongerai pas abusivement les agonies. Je ne provoquerai jamais la mort délibérément.

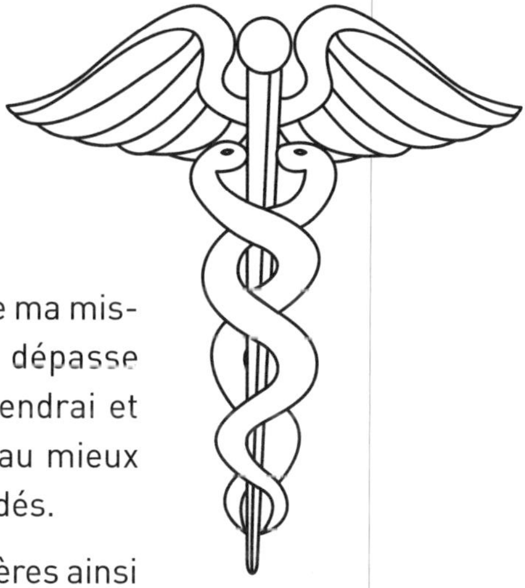

Je préserverai l'indépendance nécessaire à l'accomplissement de ma mission. Je n'entreprendrai rien qui dépasse mes compétences. Je les entretiendrai et les perfectionnerai pour assurer au mieux les services qui me seront demandés.

J'apporterai mon aide à mes confrères ainsi qu'à leurs familles dans l'adversité.

Que les hommes et mes confrères m'accordent leur estime si je suis fidèle à mes promesses ; que je sois déshonoré(e) et méprisé(e) si j'y manque. »

Gros plan sur...

DEVENIR PROFESSEUR DE MÉDECINE

Notre dernier chapitre est consacré à ceux qui souhaitent devenir professeurs de médecine, c'est-à-dire exercer dans un centre hospitalo-universitaire et consacrer leur vie professionnelle aux soins, à la recherche et à l'enseignement. Pour aller jusqu'au bout, c'est-à-dire devenir professeur universitaire-praticien hospitalier (PU-PH), le trajet est long, compliqué, et demande pas mal de travail !

Les masters 1 et 2

Si tu souhaites faire de la recherche ou te diriger vers une carrière de professeur, il te faut un prérequis indispensable : obtenir un master 1, puis un master 2 en recherche. Il s'agit de diplômes que tu acquières en parallèle de tes études de médecine.

Chaque faculté ne dispense pas l'enseignement des mêmes masters. Cependant voici quelques exemples les plus courants :

- Biologie/Biochimie/Génétique
- Physiologie/Physiopathologie
- Immunologie/Infectiologie
- Épidémiologie/Biostatistiques
- Technologies de la santé/Thérapeutiques
- Sciences humaines et sociales

En général, les étudiants passent le master 1 assez tôt dans leur cursus, en 3e ou 4e année (c'est en option durant ces années). Cela ne rajoute pas trop de travail comparé aux autres étudiants qui, eux aussi, doivent prendre une autre option. Même si le master 1 est souvent une option un peu plus lourde que les autres. Cela dépend des facs et des matières du master, en pratique, tu as en moyenne un cours une après-midi dans la semaine toute l'année, avec souvent un mémoire à rendre, un examen en fin d'année et parfois un stage à faire pour valider ce master. Si tu n'as pas passé de master 1 avant l'internat, rien ne t'empêche de le passer pendant.

Une fois le master 1 en poche, tu peux passer le 2 si tu le souhaites (il n'y a rien d'obligatoire). Cependant pour continuer dans la recherche, il te faut absolument aller jusqu'au bout. En général, les étudiants le passent pendant l'internat.

Le master 2 est chronophage, pour cette raison la plupart des étudiants prennent une année blanche pour s'y consacrer ! Pendant l'internat, tu peux demander le financement d'une année blanche avec ton salaire d'interne auprès de l'Agence régionale de la santé (ARS) ou demander une bourse. On appelle cela « l'année recherche ». Tu continues à avoir des cours théoriques, mais tu travailles aussi en parallèle dans un laboratoire sur un projet de recherche. À la suite de cette année, tu dois écrire un mémoire, et dans l'idéal publier un article scientifique sur le sujet dans une revue spécialisée.

D'abord devenir maître de conférences

Une fois l'internat terminé, te voilà médecin de ta spécialité, avec le master 2 en poche, et quelques articles publiés dans des revues scientifiques, il te faut encore une validation par une commission *ad hoc* de la fac et de l'hôpital, et passer un concours spécifique (oui ça fait beaucoup de choses !), pour devenir MCU-PH : maître de conférences universitaire-praticien hospitalier. Tu as alors une activité hospitalière et une activité d'enseignement à la fac. C'est le « grade » en dessous de professeur.

La thèse de sciences

Pour devenir professeur, il te faut valider une dernière étape indispensable : rédiger une thèse de sciences. C'est un long projet de recherche que tu peux être habilité à mener uniquement si tu as eu ton master 2. La thèse de sciences dure au moins trois ans. Une fois finie, tu es ensuite amené à la soutenir devant un jury.

En résumé pour devenir PU-PH

Pour devenir PU-PH, c'est-à-dire professeur universitaire-praticien hospitalier, il faut donc réunir les conditions suivantes : avoir un master 2 de recherche, avoir passé une thèse de sciences, publié des articles scientifiques, démontré des qualités pédagogiques (parfois en ayant passé un diplôme universitaire de pédagogie), satisfaire à l'obligation de mobilité (c'est-à-dire avoir passé un an à faire de la recherche à l'extérieur de ton établissement d'origine, souvent à l'étranger), et obtenir une habilitation à diriger des recherches en passant devant un jury.

Une fois toutes ces conditions réunies, tu peux passer le concours de PU-PH, à condition que le CHU et ta fac soient OK pour ouvrir un poste de PU-PH, ou prendre un post vacant.

Une fois le concours obtenu, tu es officiellement nommé PU-PH, ta nomination étant inscrite au *Journal officiel*.

Enfin PU-PH

Tu as maintenant une triple mission, celles de :

- praticien hospitalier en exerçant ta spécialité à l'hôpital,
- enseignant en donnant des cours à la fac,
- chercheur en travaillant dans un laboratoire de recherche.

Tu as deux salaires, car tu as deux employeurs, tu es payé d'une part par l'hôpital et d'une autre par la faculté.

Le témoignage d'Hervé Devilliers

PU-PH en médecine interne et professeur en thérapeutique à Dijon

« Je voulais diversifier mes activités, je me suis alors intéressé à l'enseignement et la recherche. »

« Je n'ai pas fait mon master 1 durant la 3e ou 4e année, j'ai préféré prendre une option un peu plus cool à l'époque. Finalement pendant l'internat je me suis rendu compte que je voulais diversifier mes activités, je me suis alors intéressé à l'enseignement et la recherche. Là on m'a rappelé à l'ordre en me disant "Va falloir passer ton master 1". Ce que j'ai fait en épidémiologie. Toujours pendant l'internat, j'ai enchaîné avec un master 2, j'ai pris une année blanche financée par l'ARS pour m'y consacrer. Une fois l'internat terminé, je suis passé successivement de chef de clinique en 2012 (c'est en quelque sorte être chef des internes, et donner quelques cours à la fac), à MCU-PH en 2016 dans mon service de médecine interne. En parallèle, j'ai commencé ma thèse de sciences en 2011, j'ai un peu traîné, je l'ai finie en 2015 (je crois avoir gardé quelques séquelles de mon côté étudiant glandouilleur). J'ai rédigé et contribué à l'écriture de plusieurs articles scientifiques pendant tout ce temps. Et depuis septembre 2019, je suis devenu PU-PH. Je travaille le mercredi, le vendredi et le samedi dans mon service de médecine interne. Et le reste du temps, je donne des cours à la fac ou je suis dans mon laboratoire au centre d'investigation clinique de Dijon où j'aide des cliniciens à concevoir et conduire des projets de recherche. »

DURANT MES ÉTUDES...

Pour finir, voici quelques confidences et anecdotes qui nous ont marqués, émus, gênés, fait rire, pendant tout notre cursus. Toi aussi tu vivras des moments de vie uniques à travers l'enseignement et la formation d'un métier pas tout à fait comme les autres...

Aviscène raconte...

« **Ce qui m'a fait le plus galérer** est d'enfiler des gants stériles. Ça ne vous parle peut-être pas, mais vous verrez ce sont des gants spéciaux à mettre au bloc opératoire, ou pour faire une ponction lombaire, pleurale, etc. C'est un vrai enfer pour les enfiler. Souvent je me retrouve avec trois doigts au même endroit et impossible de rattraper le coup !

Ce qui m'a le plus touché est d'avoir vu en consultation un vieux monsieur accompagné de son épouse atteinte de la maladie d'Alzheimer. Elle devenait très dépendante et lui était très âgé. C'était difficile pour lui de s'occuper de sa femme comme on s'occupe d'un enfant. Il avait entrepris des démarches pour la mettre en EHPAD. Mais le jour de la consultation, il nous a avoué avoir tout annulé. Cela faisait soixante ans qu'ils étaient ensemble, s'il devait mourir en lui changeant ses protections, et bien c'est comme cela qu'il mourrait.

Ce qui m'a le plus agacé sont ces médecins donnant l'impression d'oublier qu'ils sont aussi passés par là. Tous ceux qui ne sont pas très sympas, malveillants envers leurs internes et leurs étudiants. Alors qu'eux-mêmes, étant jeunes, ont connu des moments difficiles. Certains se comportent comme de vrais tyrans. Heureusement tout le monde n'est pas comme ça, car il y a ceux qui sont géniaux, bienveillants et t'apprennent les choses avec calme et le sourire. C'est grâce à eux que l'on progresse et que l'on apprend à aimer le métier.

Ce qui m'a le plus gêné est le jour où j'ai suturé une patiente aux urgences qui s'était blessée à l'arrière du crâne. La dame allongée sur le ventre avait une large plaie obligeant à prendre pas mal de temps pour la suturer. J'étais très concentré sur mon travail dans une salle silencieuse où nous étions tous les deux. Quand tout à coup, la dame a laissé échapper une énorme flatulence. Quel malaise ! Je ne pouvais pas réagir. Il fallait faire semblant de rien des deux côtés. La suture m'a semblé si longue à terminer.

Ce qui m'a le plus choqué est un jour en soins intensifs cardiologiques. J'ai vu un homme pas très âgé avec le cœur qui commençait à lâcher. Le patient était clairement en train de mourir. Il avait toute sa tête. Sa pompe cardiaque ne répondait plus malgré les traitements. Il sentait la mort arriver et était terrifié. Il ne voulait pas mourir et le criait. Sa nièce qui était sa seule famille est arrivée et s'est précipitée dans ses bras. Ils se sont mis à pleurer. Lui criant qu'il ne voulait pas mourir. Il est décédé dans l'après-midi. Cette scène me marquera à vie.

Ce qui m'a le plus impressionné est le jour où j'ai aidé un chirurgien à opérer un prématuré en réanimation néonatale. Le bébé était minuscule, pesait 700 grammes. On devait faire une intervention qui s'appelle une « fermeture du canal artériel ». On a opéré ce petit être sous couveuse. J'ai vu ouvrir sa cage thoracique, ses côtes écartées et puis là, j'ai vu son petit cœur battre. Pas plus grand qu'une noisette. C'était incroyable !

Ce qui m'a le plus fait rire sont les enfants en pédiatrie qui ont reçu du protoxyde d'azote. C'est le gaz qu'on utilise lors de gestes douloureux, comme une suture par exemple, pour les détendre. Ce gaz a comme effet secondaire de provoquer des fous rires, on l'appelle aussi gaz hilarant. Parfois ce sont des fous rires, d'autres fois des genres de « trips » très rigolos. Tout le monde ne réagit pas de la même manière, mais quand un enfant réagit à ce gaz en ayant un fou rire inarrêtable et en racontant ce qu'il lui passe par la tête, c'est vraiment hilarant ! »

Marine raconte...

« **Ce qui m'a fait le plus galérer** sont sans hésiter mes toutes premières gardes aux urgences en tant qu'externe. Impossible de résister à l'appel du sommeil... Je m'endormais à tous les coups en plein milieu de la nuit, assise devant l'ordinateur ou sur un brancard au milieu du service même si j'avais beaucoup de travail. Un véritable supplice au début, j'ai heureusement fini par m'habituer pendant l'internat. Une nuit, un infirmier m'a prise en photo à 4 heures du matin, la bouche grande ouverte en train de ronfler et l'a envoyée à mes chefs. Sans rancune !

Ce qui m'a le plus touchée sont tous les gentils mots et attentions des patients ou de leur famille tout au long de mes stages. Récemment, une patiente de mon service et dont je m'occupais est décédée après trois semaines d'hospitalisation, brutalement d'un arrêt cardiaque. Nous n'avons rien pu faire, j'étais dépitée d'apprendre son décès alors que cette dame allait mieux depuis quelques jours. Sa famille a remercié toutes les équipes médicales et paramédicales, car – je les cite, « notre mère n'était pas facile, elle se plaignait chaque jour depuis quatre-vingt ans. Mais chez vous elle avait retrouvé le sourire et était ravie de vos soins ». Ça met un peu de baume au cœur.

Ce qui m'a le plus agacée sont les remarques sexistes et les blagues douteuses de quelques chirurgiens pendant un stage en particulier. Déjà que certains ont un ego surdimensionné, il faut en plus supporter ça toute la journée. J'allais tous les jours en stage à reculons. J'aurais dû me « défendre », ne pas accepter cette ambiance nauséabonde, mais ce n'est pas évident à 20 ans de tenir tête à ses aînés.

Ce qui m'a le plus gênée (enfin parfois) est que l'on me connaisse alors que moi je ne connaissais personne, avec en plus ma difficulté à retenir les prénoms (j'ai une mémoire de poisson rouge). À la fac et dans chaque nouveau stage, beaucoup de personnes m'attendaient au tournant, ce qui alors me mettait beaucoup de pression ! Les préjugés sont parfois bien ancrés. Heureusement, la plupart du temps, mes camarades et les équipes soignantes étaient bienveillants.

Ce qui m'a le plus choquée s'est déroulé lors de mon stage en gynéco-obstétrique, quand une patiente a fait un arrêt cardiaque pendant une césarienne. Jeune, en bonne santé, la césarienne était pratiquée dans le plus grand calme, sans que personne ne s'attende à l'arrêt du cœur. L'interne a aussitôt commencé à faire le massage et m'a passé le relais. J'étais externe, je n'avais jamais fait de massage cardiaque « pour de vrai ». Je peux dire que je n'ai jamais autant transpiré de ma vie, mais l'adrénaline a pris le dessus et nous avons réussi à récupérer un rythme. Tout le monde était choqué dans la salle de naissance. Heureusement la patiente s'en est sortie sans séquelles !

Ce qui m'a le plus impressionnée est d'avoir participé en tant qu'aide opératoire à quelques chirurgies mémorables en cancérologie gynécologique. L'une d'entre elles a duré neuf heures : je me rappelle ne pas avoir vu la lumière du jour. Alors que j'étais fatiguée, que j'avais mal partout, le chirurgien lui était très concentré, minutieux et inépuisable. Il a passé trois heures à disséquer des tissus pathologiques autour de l'aorte abdominale de la patiente, vaisseau que j'ai pu tenir entre mes mains. C'était incroyable de sentir concrètement la vie d'une personne battant sous ses doigts.

Ce qui m'a le plus fait rire, ce sont les personnes âgées qui nous racontent leurs histoires de jeunesse. Un jour, un patient de 93 ans qui avait toute sa tête et plein de tatouages s'est mis à me raconter l'histoire de chaque dessin, et les conquêtes amoureuses qui vont avec. Un vrai Don Juan à l'époque ! D'ailleurs il ne se gênait pas pour draguer les infirmières et les vieilles dames hospitalisées dont il était devenu le chouchou. Les personnes âgées peuvent vraiment être super attachantes.

Ce que j'ai le plus adoré, sans hésiter, c'est assister et participer à des accouchements ! Médicalement un peu stressant, mais émotionnellement tellement fort ! Le plus beau moment de la vie d'un couple, et sincèrement les plus beaux moments médicaux que j'ai vécus. »

LEXIQUE

A

Aide opératoire : personne qui assiste le chirurgien durant l'intervention. Cela peut être un étudiant.

Amphi : amphithéâtre.

ANSM : Agence nationale de sécurité du médicament et des produits de santé.

APL : Aide personnalisée au logement.

ARS : Agence régionale de santé.

Astreinte : dispositif où le soignant peut être joint à tout moment en cas d'urgence sans être dans l'établissement de soins, et s'y rendre rapidement ou joindre par téléphone l'équipe soignante.

Avicenne : médecin et philosophe persan qui vécut entre le Xe et XIe siècle. L'un des auteurs de ce livre s'en est inspiré pour choisir son pseudonyme.

B

Belgique : pays où l'on peut effectuer des études de médecine, avec une formation en langue française, tout du moins à Bruxelles et en Wallonie.

BDR : bout du rouleau.

Boule au ventre : symptôme souvent engendré par le stress, généralement juste avant un examen.

BU : Bibliothèque universitaire.

C

Carabin : étudiant en médecine.

CCA : Chef de clinique assistant.

Chef de clinique : médecin hospitalier ayant terminé son internat assurant des fonctions de soins, d'enseignement et de recherche dans un CHU.

CHU : Centre hospitalo-universitaire.

Cité U : Cité universitaire.

CNOUS : Centre national des œuvres universitaires et scolaires.

CMP : Centre médico-psychologique.

Colle : séance d'entraînement aux examens proposée par la faculté ou l'école de prépa privée.

Corpo : association étudiante de la faculté.

CROUS : Centre régional des œuvres universitaires et scolaires.

E

Envie d'uriner : autre symptôme souvent engendré par le stress juste avant un examen.

Externe : étudiant en médecine du 2e cycle, qui suit des stages à l'hôpital.

ECG : électrocardiogramme.

ECN : Épreuves classantes nationales.

ECNi : Épreuves classantes nationales informatisées.

ECTS : European credit transfer system.

EMSLB : Écoles militaires de santé Lyon Bron.

ESA : École de santé des armées.

D

DFASM : Diplôme de formation approfondie en sciences médicales.

DFGSM : Diplôme de formation générale en sciences médicales.

Doyen : responsable de faculté.

F

Faluchard : étudiant affilié à une association et qui porte la faluche.

Faluche : coiffe ressemblant à un béret couvert de pin's aux significations précises.

G

Garde : dispositif où un soignant est présent dans un établissement de soins pour répondre au plus vite aux situations d'urgence.

H

HAS : Haute Autorité de Santé.

Hippocrate : médecin et philosophe grec considéré comme le père de la médecine, qui vécut entre le ve et ive siècle avant J.-C.

I

Interne : praticien en formation spécialisée (3e cycle).

INCa : Institut National du Cancer.

L

L.AS : licence avec option « accès santé ».

LCA : lecture critique d'article.

LCA (bis) : ligament croisé antérieur (qui se trouve dans le genou).

M

Master : diplôme national de l'enseignement supérieur, surtout utile en médecine pour effectuer de la recherche ou une carrière universitaire.

MCU-PH : maître de conférences universitaire-praticien hospitalier.

Mémoire : document rédigé dans le cadre d'un travail d'études.

MG : médecin généraliste.

P

PACES : 1re année commune aux études de santé. A été remplacée par la réforme des études de santé mise en place en 2020.

PASS : Parcours spécifique « accès santé ».

PH : praticien hospitalier.

PLS : position latérale de sécurité.

PMI : Protection maternelle et infantile.

Poly : polycopié.

PU-PH : professeur des universités praticien hospitalier.

Q

QCM : Question à Choix Multiples ou QRM pour Question à Réponses Multiples.

QI : question isolée.

QROC : Question à Réponse Ouverte Courte.

QVES : Qualité de Vie Des Étudiants en Santé.

R

RU : resto U ou restaurant universitaire.

Restaurant de l'hôpital : endroit où tu vas déjeuner lorsque tu es externe, généralement meilleur que le RU.

Roumanie : pays où l'on peut effectuer des études de médecine, avec une formation en langue française.

S

SAMU : Service d'aide médicale urgente.

Santard : étudiant en médecine militaire de l'ESA.

SIDES : Système inter-universitaire dématérialisé d'évaluation en santé.

SMUR : Structure mobile d'urgence et de réanimation.

Spé : spécialité.

Stress : émotion apparentée à de l'anxiété ressentie par tout étudiant en santé à un moment ou un autre de son cursus.

T

Thèse d'exercice : travail de fin d'études permettant d'acquérir le titre de docteur.

Trou noir : ne se souvenir de rien sur un sujet spécifique le jour de l'examen ou à la question d'un professeur. Généralement source de panique.

Tutorat : aide et soutien scolaire organisés par l'association des étudiants, dépendante de la faculté.

W

WED : week-end de désintégration.

WEI : week-end d'intégration.

WESK : week-end de ski.

Achevé d'imprimer : novembre 2020
N° d'imprimeur : 21682201113
Deuxième tirage 2021
Dépôt légal : novembre 2020
Imprimé en France par SEPEC

IMPRIM'VERT®

PEFC™ 10-31-1470 / Certifié PEFC / Ce produit est issu de forêts gérées durablement et de sources contrôlées. / pefc-france.org